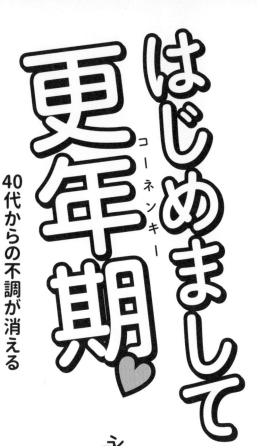

はじめまして更年期《コーネンキー》

40代からの不調が消える
心と体のプチ習慣

永田京子

青春出版社

ある日、アイツがやってきた。

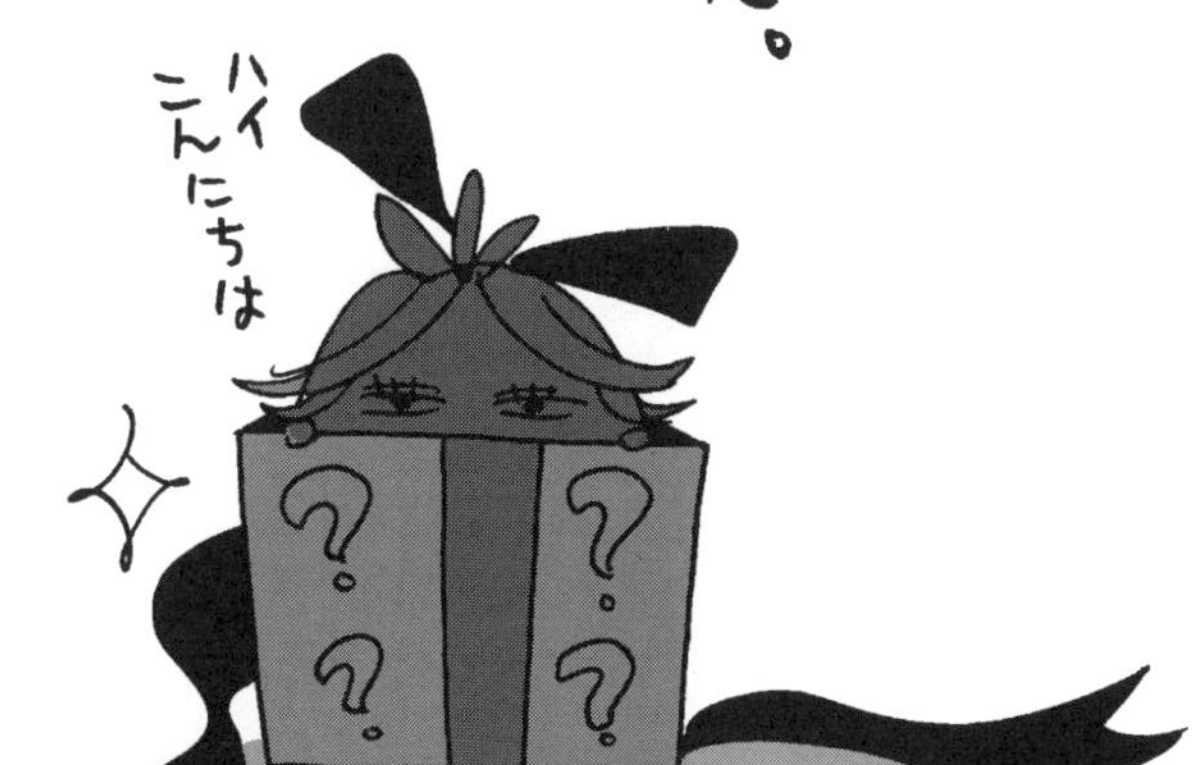

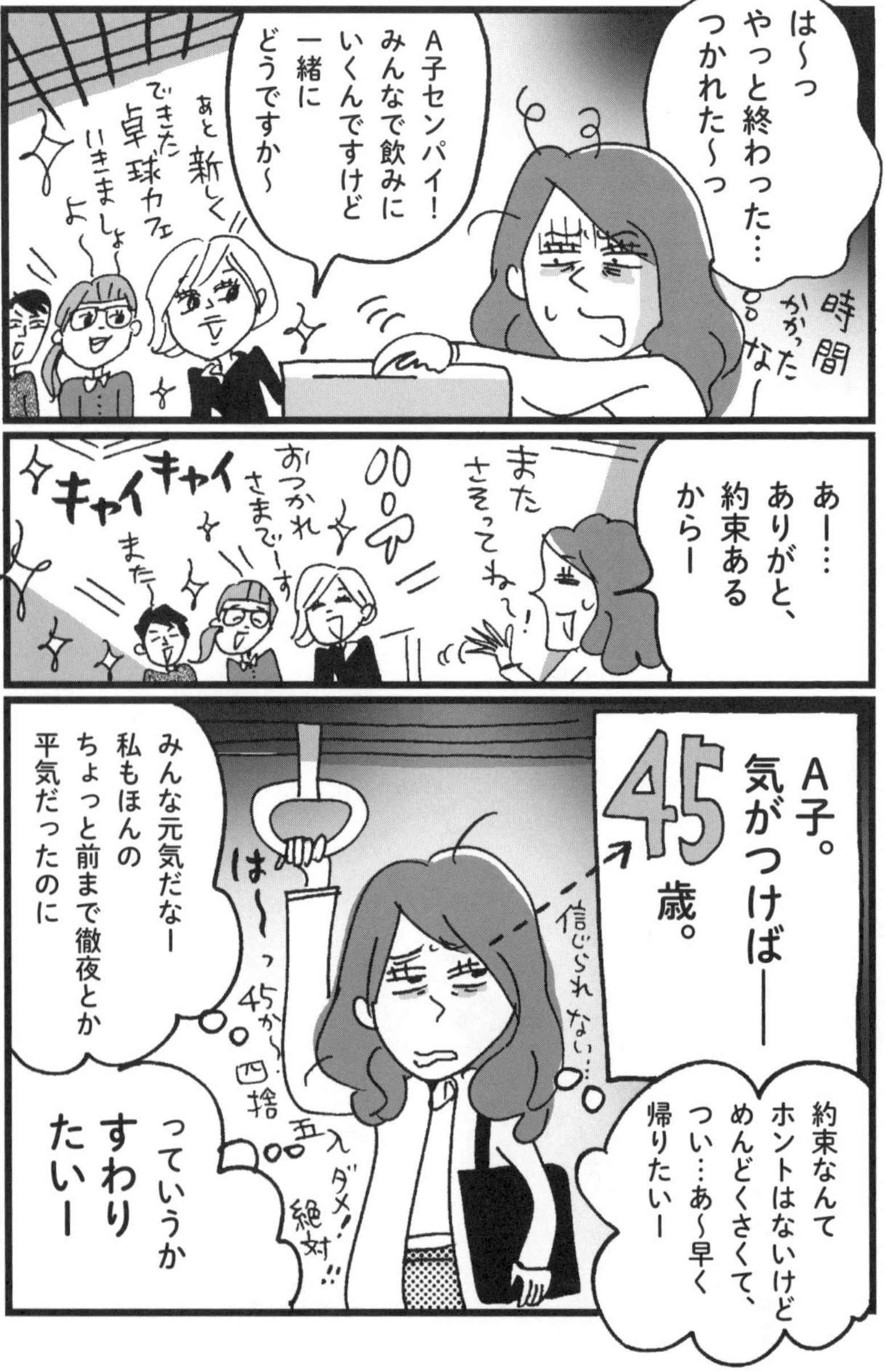
は〜っ
やっと終わった…
つかれた〜っ
時間かかったな〜
A子センパイ！
みんなで飲みにいくんですけど一緒にどうですか〜
あと新しくできた卓球カフェいきましょ〜よ〜
あー…ありがと、約束あるからー
またさそってね〜！
おつかれさまでーす
また〜
キャイキャイ
A子。気がつけば——
45歳。
信じられない…
約束なんてホントはないけどめんどくさくて、つい…あ〜早く帰りたいー
は〜っ45か〜
四捨五入
ダメ！絶対!!
みんな元気だなー
私もほんのちょっと前まで徹夜とか平気だったのに
っていうか
すわりたいー

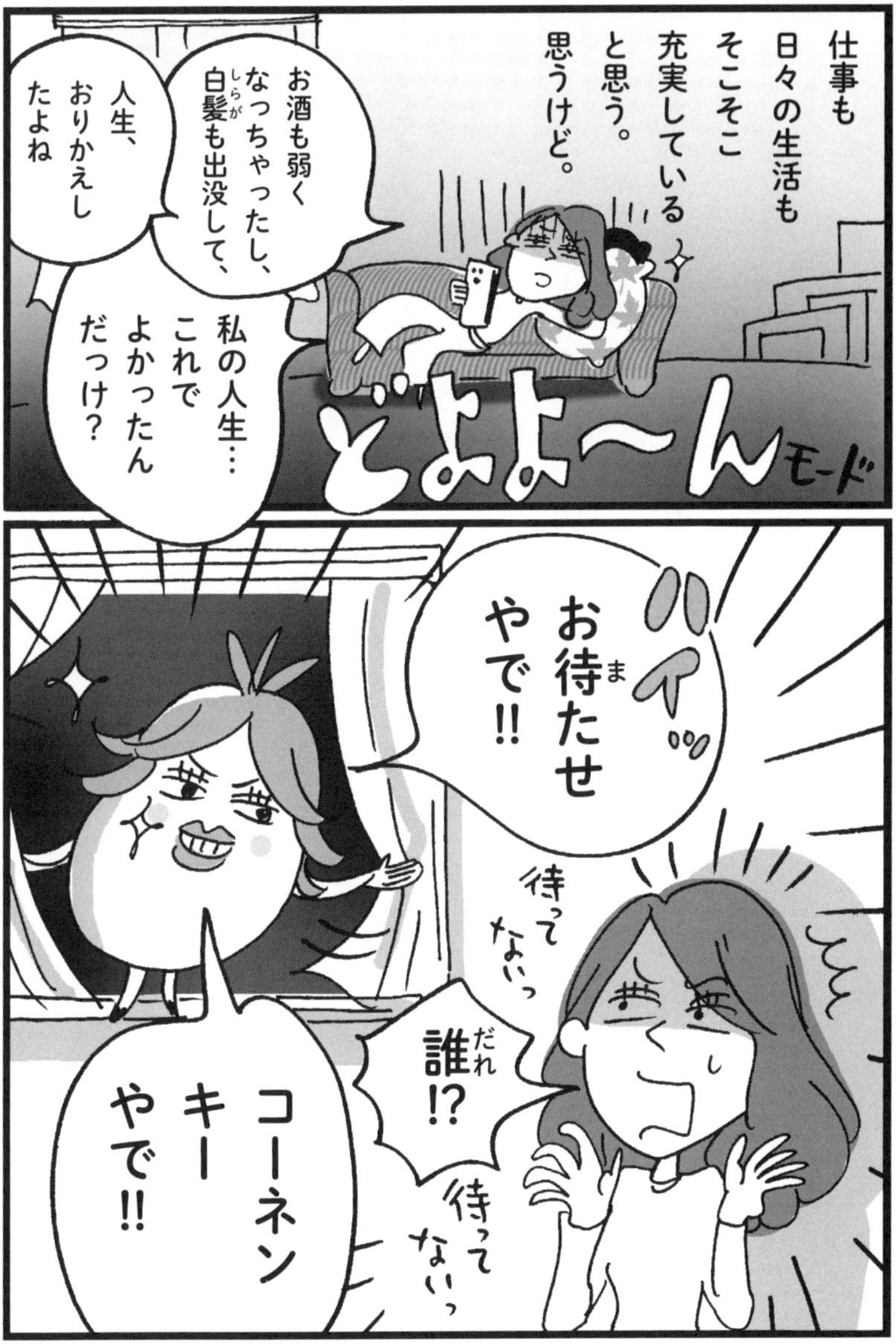
仕事も
日々の生活も
そこそこ
充実している
と思う。
思うけど。
お酒も弱く
なっちゃったし、
白髪《しらが》も出没して、
人生、
おりかえし
たよね
私の人生…
これで
よかったん
だっけ？
どよよ〜ん モード
ハイッ
お待《ま》たせ
やで!!
待って
ないっ
誰《だれ》!?
コーネン
キー
やで!!
待って
ないっ

プロローグ

コーネンキーがやってきた！気がついたら更年期…

人生100年時代といわれる昨今、現代人の現役時代は長くなりました。女性も社会で活躍する場がふえてオトナ女子の現役時代ものびましたが、その一方で、人生の折り返し地点からのイベントに寄り添うように、はたまた邪魔をするかのように訪れる、今も昔も変わらぬ女の転機があります。

それは、**オトナ女子のお年頃事情、「更年期」**。

女性の体で生まれたからには、避けては通れないイベントです。

この一大イベントを迎えたときの反応は、実にさまざま。

「いやー、月イチの面倒ごとがなくなって助かるわー。外出や旅行が楽になる

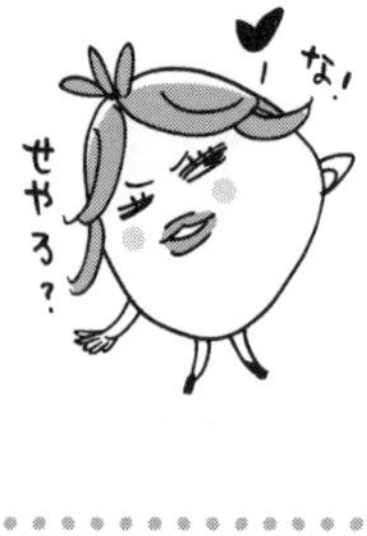

し、温泉もプールもいつでもOKなんて、ホント、楽ちん爽快！」

こんなふうに、ツラい症状もなく、気がついたら月のモノが上がっていたという心身ともにサバサバ健やかな人もいることはいますが、これって全体の約1割（！）、超〜少数派です。

「更年期」という言葉に直面した女性たちの反応で一般的なのは、次の3つのタイプ。

「いやいや、ワタシまだオンナとして現役バリバリだし！」という**拒否反応派**。
「もう女じゃなくなるってことね、はぁぁ……（ため息）」という**ガックリ派**。
「心身ともにツラい……けど、ま、ガマンしてやり過ごすわ」という**おしん派**。

内容や程度に差はあるものの、共通しているのは**ネガティブなリアクション**だということ。確かに、その気持ちわかる、わかります。でもね……、

それ、もったいないです！

何がもったいないって、この時期のとらえ方、乗りこなし方で、その後の人生が大きく変わってしまうんです。人生の折り返し地点であり、棚卸《たなおろ》しのチャンスでもあるこの時期を上手に使わない手はないですよ、みなさん！

……あ、ご挨拶が遅くなりました。私、「更年期トータルケアインストラクター」をしております、永田京子と申します。

フィットネスインストラクターとして産後女性のケアをお手伝いしたことや、私自身の経験をきっかけに、2014年に「NPO法人ちぇぶら」を設立、女性にとって大切なこの時期をサポートする活動をしています。

更年期は英語で、「**チェンジ・オブ・ライフ**（Change of Life）」。

「人生の変化」っていうんです。

変化とは、今までと違う新しい世界に出会うこと。

そう言われると、なんだかワクワクしてきませんか？


心も体も変化していくこの時期、ちょっぴりクセのある「コーネンキー」があなたのもとにやって来ます。

このコーネンキーが疫病神になるか、それとも人生の難所をともに越える友となり守り神になるかは、あなた次第。

どっちがいいですか？　……なんて、聞くまでもないですよね！


では、オトナ女子の人生後半、あなたが望む生活へとシフトチェンジするための旅へ出発しましょう！

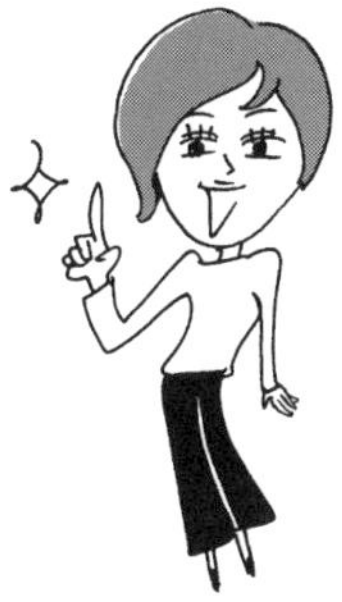

もくじ

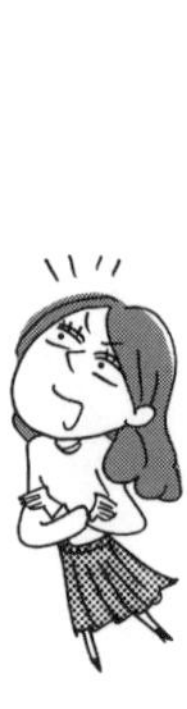

第1章 40代から人生がどんどん好転する3つの原則

「ちゃんと向き合うとラクになるでー」とアイツは言った

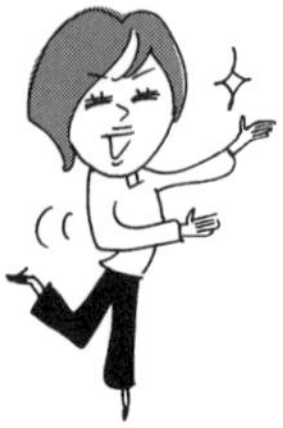

第2章 ターニングポイントを乗りこなす
カラダのトリセツ
「KNK48、知らんとヤバいし」と紹介される

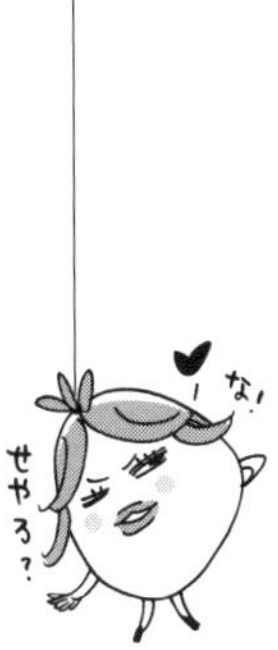

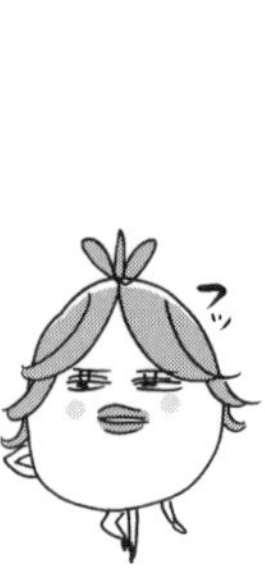

第3章 お金・時間・道具いらず「ちえぶら体操」でカラダづくり習慣

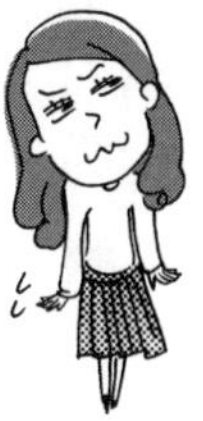

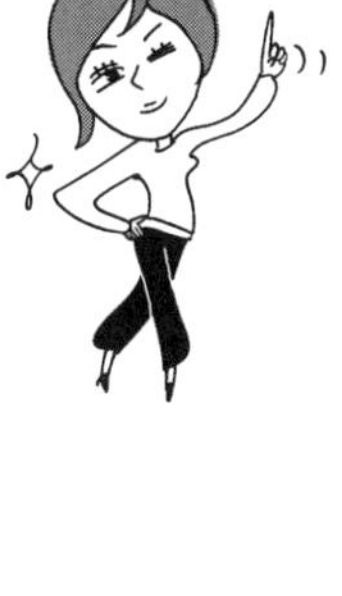

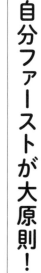

第4章

自分ファーストが大原則！
オトナ女子の心づくり習慣

「わがままな自分、キレイやん」と応援される

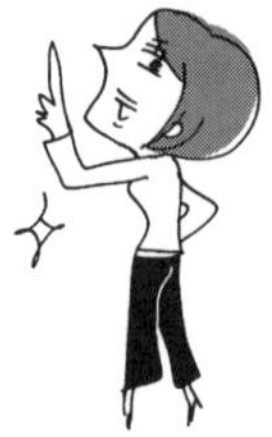

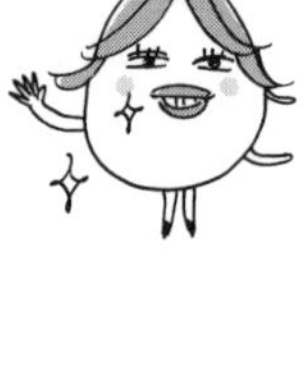

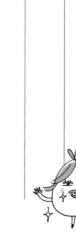

カバー&本文イラスト／小迎裕美子
本文デザイン／黒田志麻
撮影／あかね写真館　大石一栄
編集協力／中山圭子
校正／鷗来堂

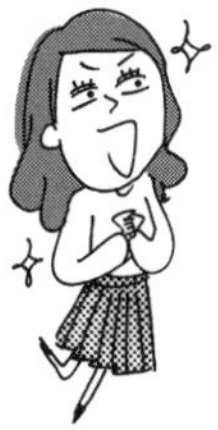

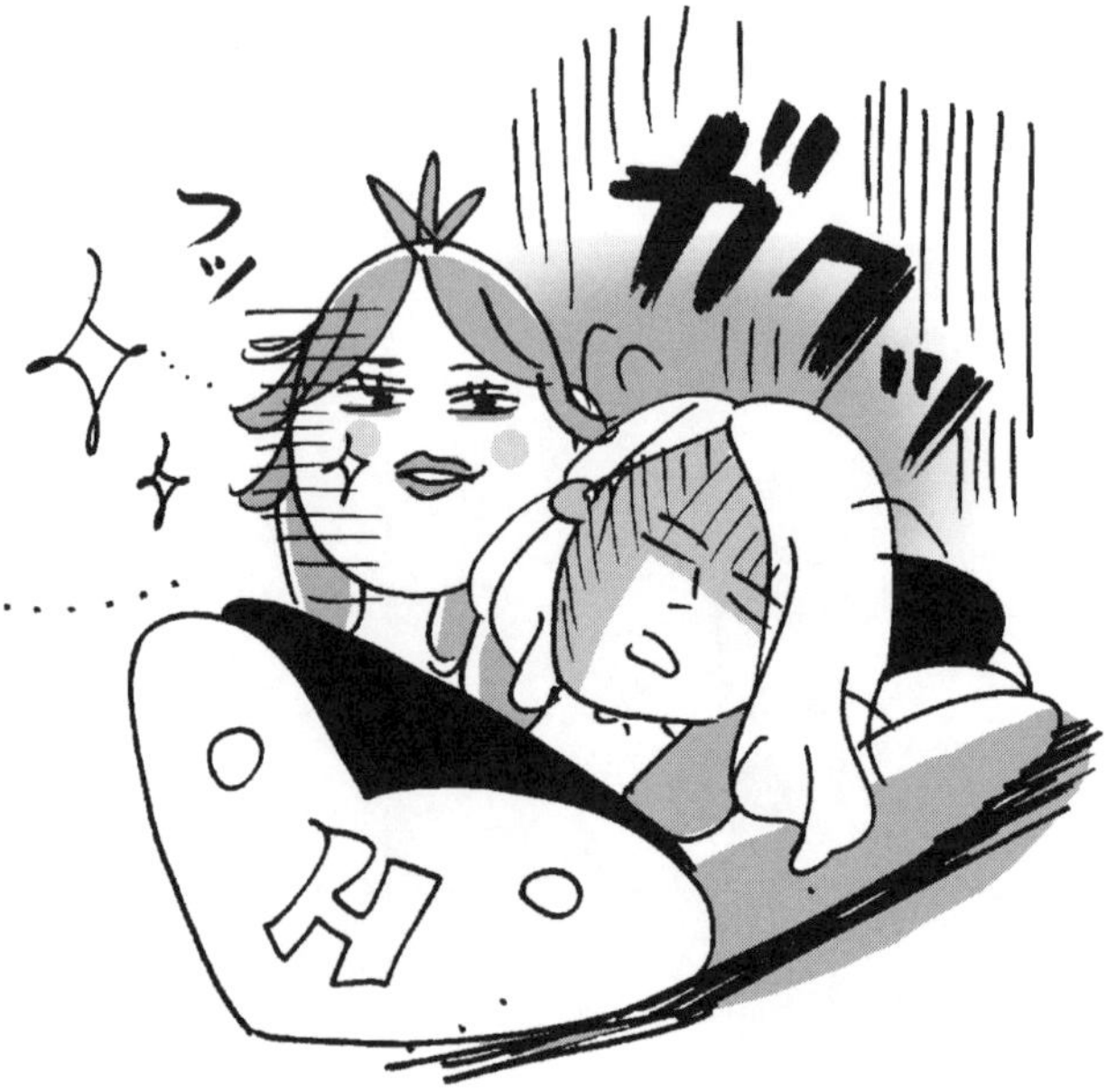
ガクッ
フッ
……

第1章

40代から人生がどんどん好転する3つの原則

「ちゃんと向き合うと
ラクになるでー」
とアイツは言った

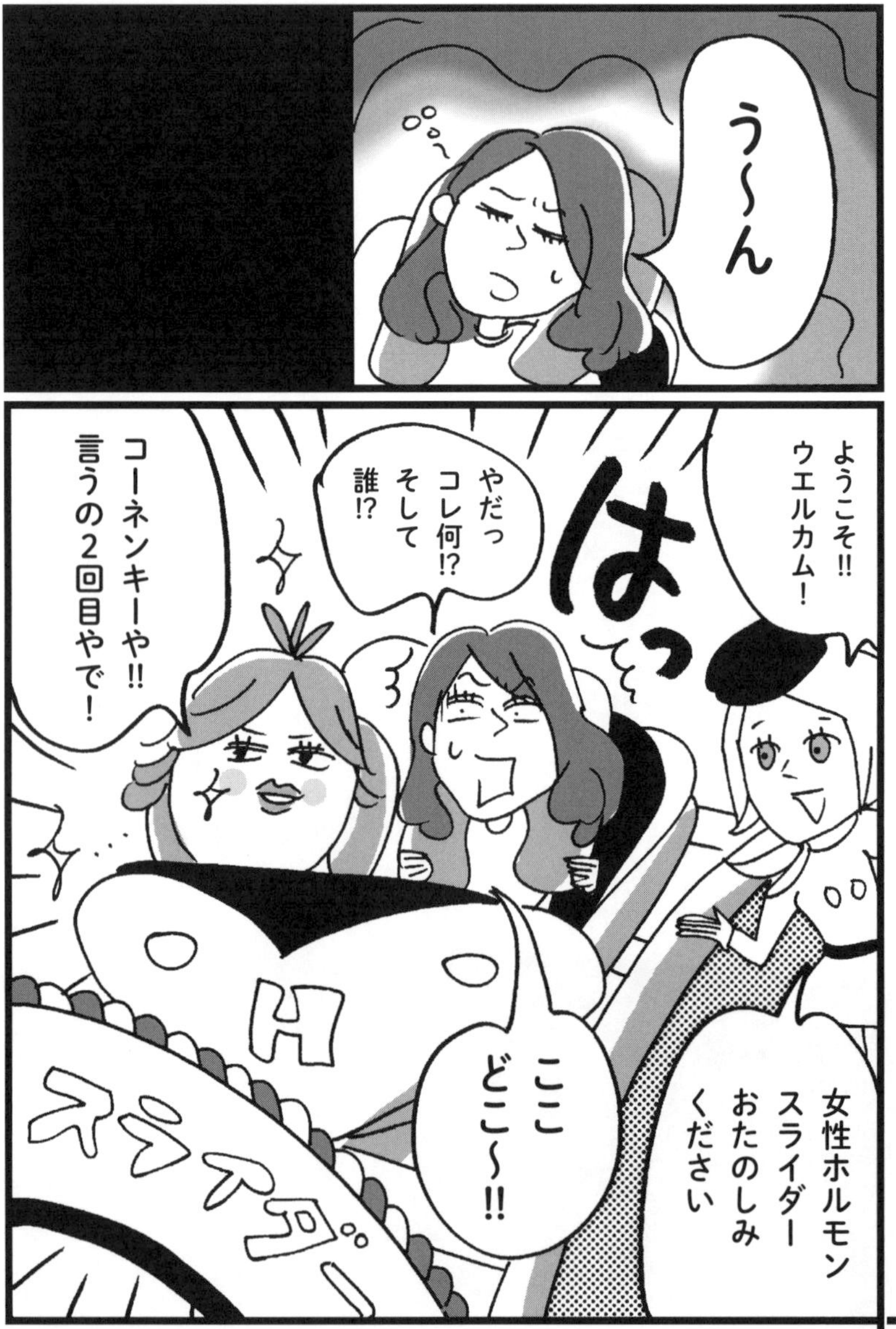

う〜ん
ようこそ!!
ウエルカム!
はっ
やだっ
コレ何!?
そして
誰!?
コーネンキーや!!
言うの2回目やで!
女性ホルモン
スライダー
おたのしみ
ください
ここ
どこ〜!!

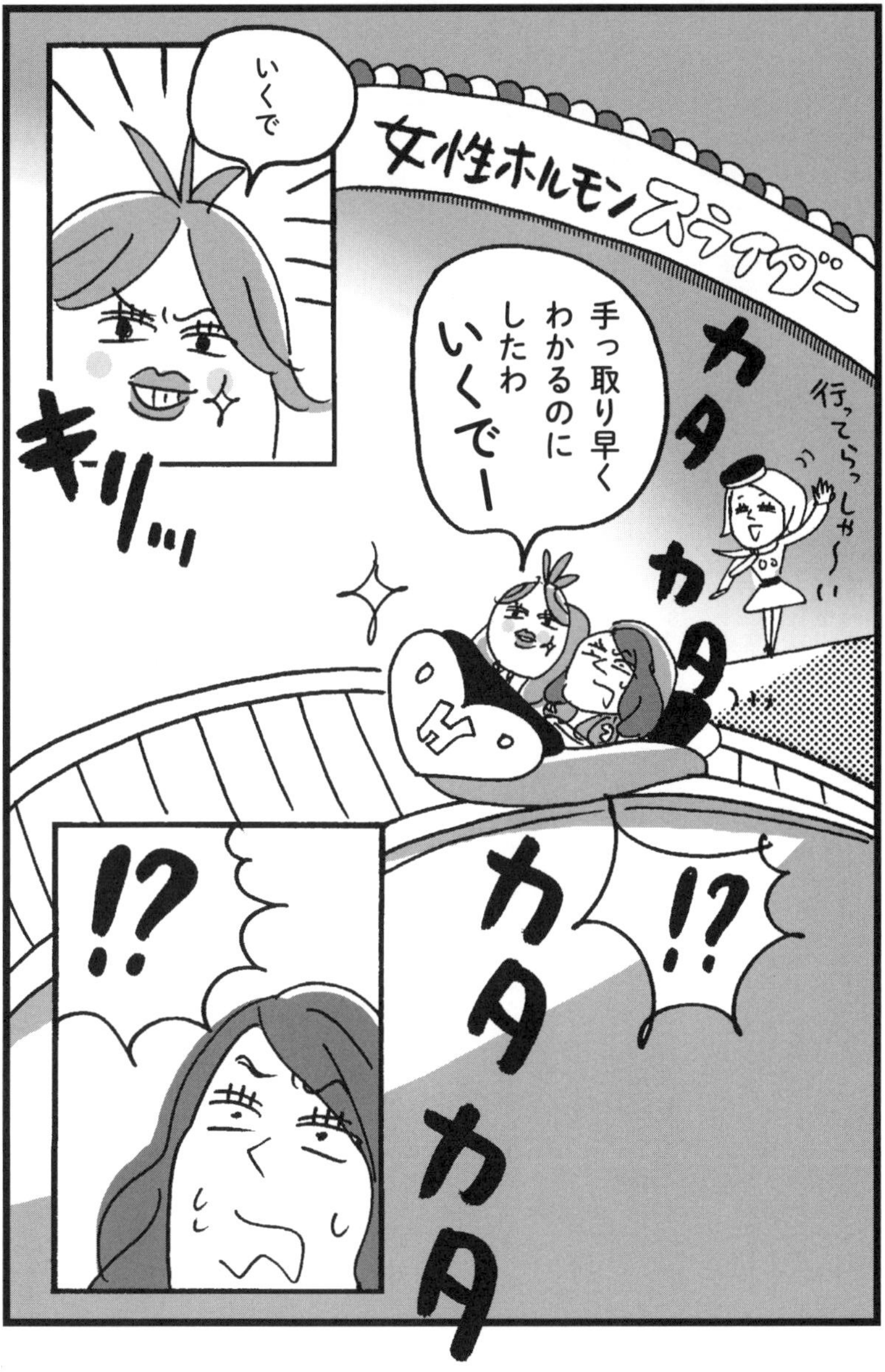
女性ホルモンスライダー
いくで
キリッ
手っ取り早くわかるのにしたわいくでー
行ってらっしゃ〜い
カタカタカタ
!?
!?
カタカタ

私たちは「女性ホルモンスライダー」に乗っている

最近の女性は若々しい方が本当に多い！　パッと見だけでは年齢がわからない美魔女な50代や、スポーツでも若者顔負けのシニアがたくさん。

とはいえ、**40代の体では、これまでと違うことが起こりはじめています。**

疲れが抜けにくくなった、なんだかイライラするときが増えた気がする、保湿クリームが手放せない、生理の期間が不順になった……などなど、現象や程度は人それぞれですが、それまで気にならなかったことがあらわれ始めるのが、この年代。

実はこうした変化は、今に始まったことじゃありません。

オギャーと生まれてから10代、20代、30代、ここまでも女性の心と体は、目まぐるしい変化を経験してきています。

その変化に大きく関わっているのが**女性ホルモン。**

このホルモンによって女性は、まるでジェットコースターに乗っているかのようなダイナミックでスリリングな世界を味わっているんです。

え、どのへんがスリリングかって？

それでは、自分のことながら意外と知らない私たちのカラダ事情を「女性ホルモンスライダー」に乗って、コーネンキーと一緒に改めて体験してみることにしましょう。

まずは、**小児期**（0～10歳頃）から。

女性ホルモンスライダーは低い位置からゆるやかに発進。ホルモンの分泌は控えめで**男女の差はあまりない時期**です。

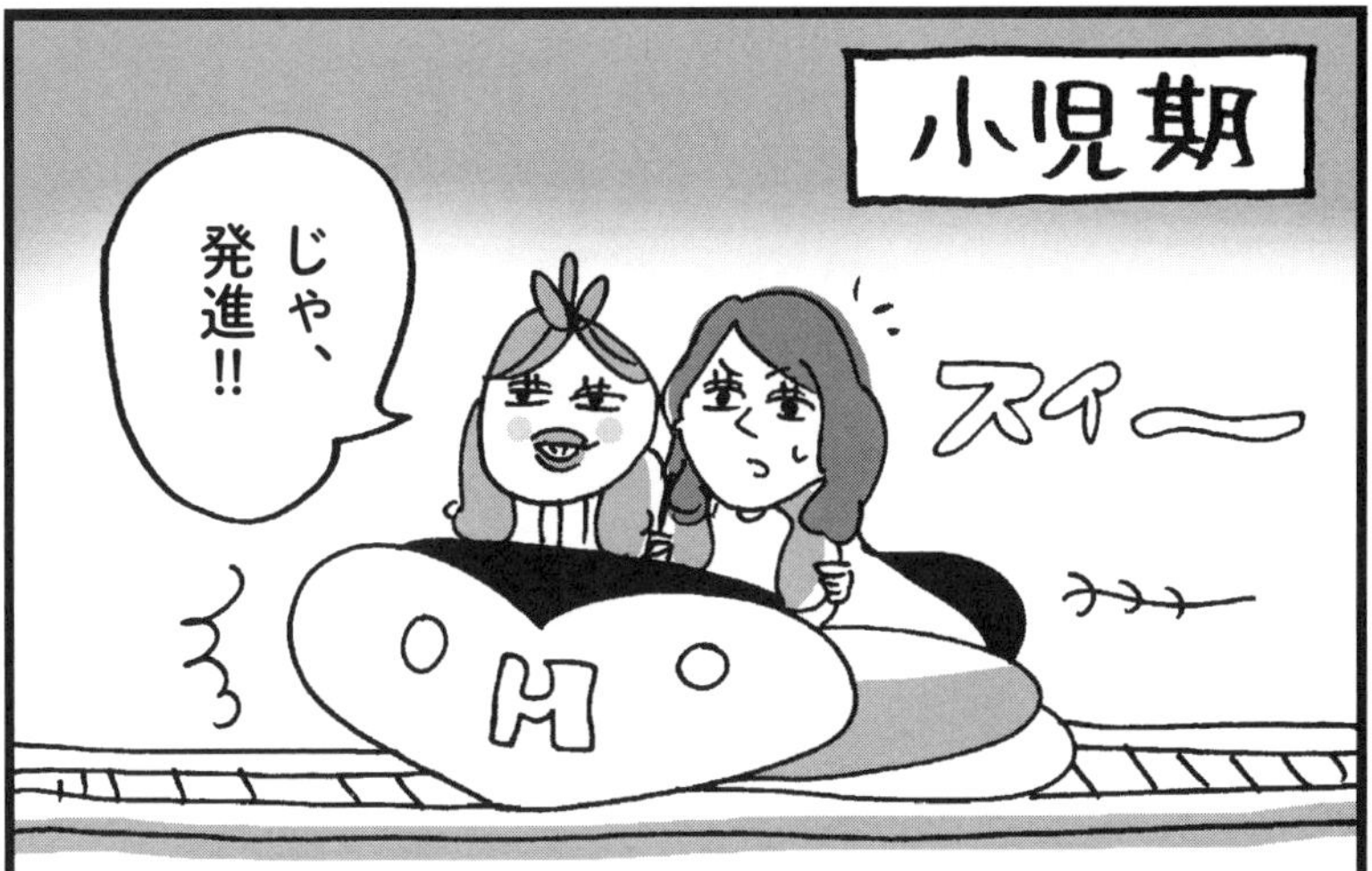

次にやってくるのが**思春期**（11〜18歳ころ）。

女性ホルモンスライダーはスピードを上げて急上昇！　ホルモンの分泌量がググッと増えるこの時期、初潮を迎え、胸やお尻などに丸みが出て女性らしい体つきに。第二次性徴期ともいわれるこのころは、女性ホルモンのおかげで、**お肌ピチピチ**、**髪はツヤツヤ**、**活動力もアップ**、はじける若さ！　……と周囲から見ればキラキラまばゆい人生の季節ですが、身体の急激な成長に心が追いつかず戸惑ったり、異性への恋心や性欲にモンモンと思い悩んだりするときでもあります。青春ですねー。

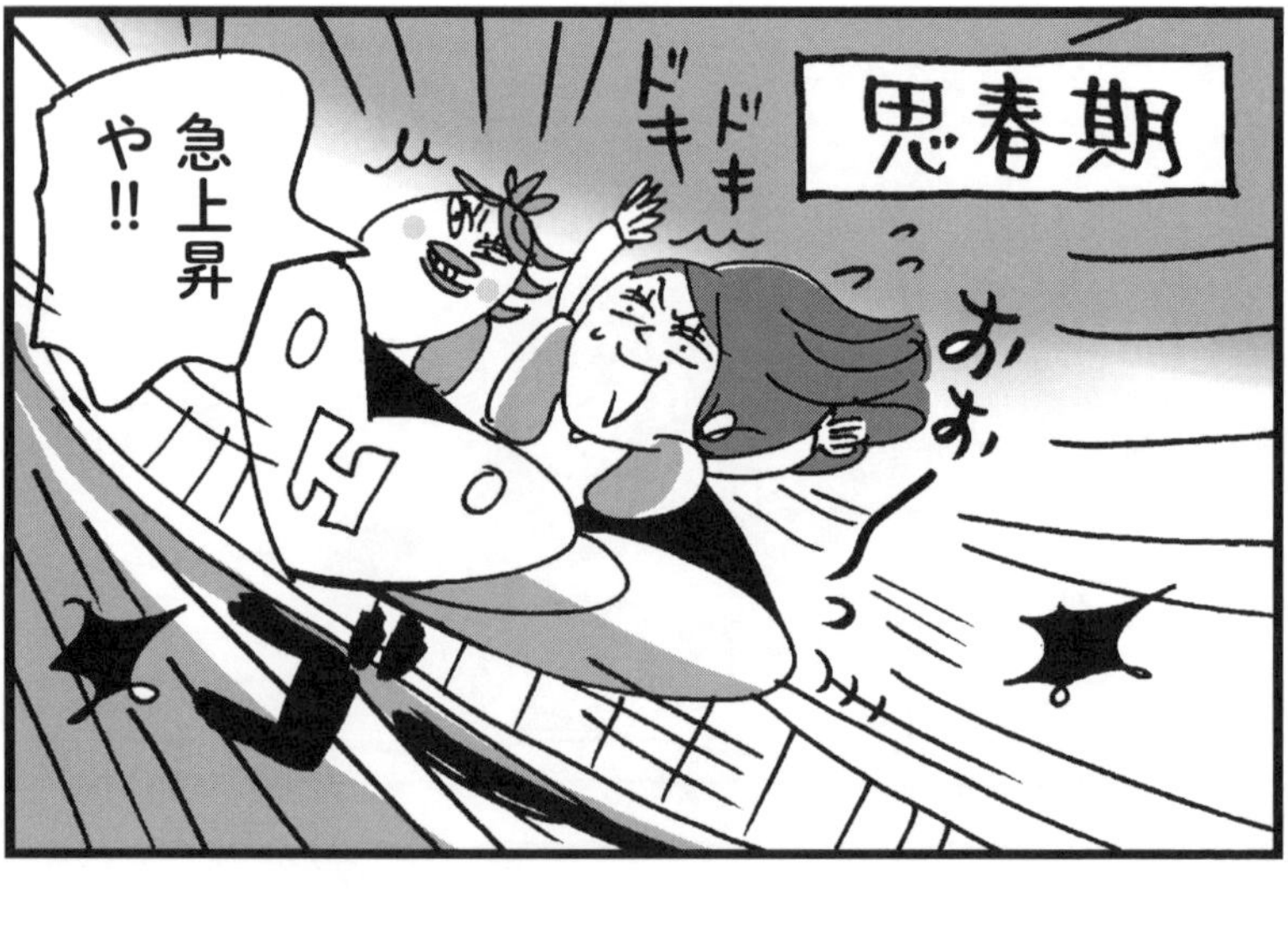

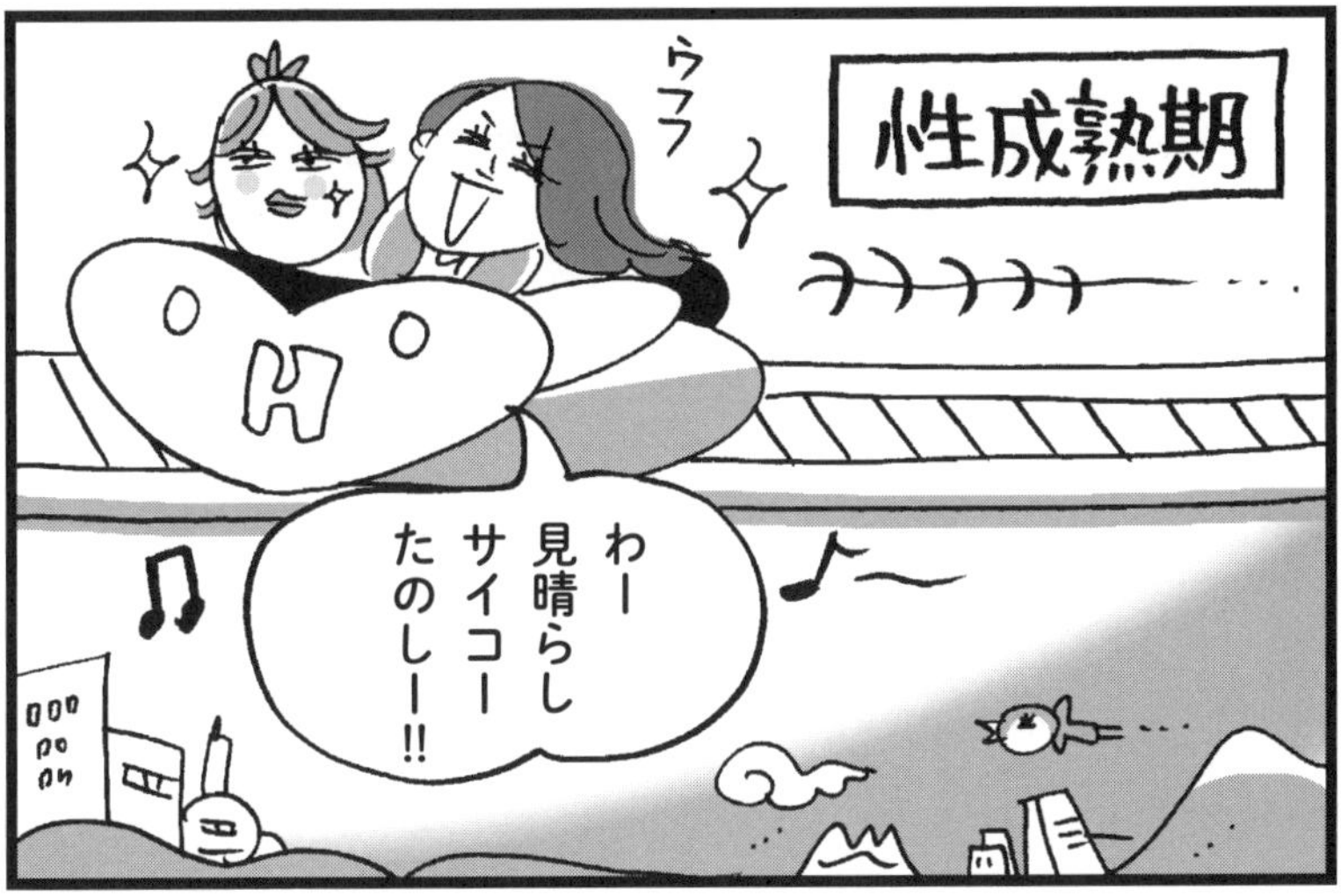
性成熟期
ウフフ
OHO
わー
見晴らし
サイコー
たのしー!!

さて、急上昇のあとは安定の**性成熟期**（20〜40代前半ころ）へ。

女性ホルモンスライダーは、見晴らしの良いてっぺんを気持ちよく快走♪　ホルモンがたっぷり分泌され、**子宮や卵巣の機能も成熟、うるおい十分の時期**です。

社会的にも経験をつみながら成長、成熟していくときに重なります。心身ともに活動力がまして外からの刺激も多いこのころは、ちょっとくらいの無理もききますから、チャンスに恵まれれば大きな成果を出す人も多いでしょう。

パートナーを得て、妊娠や出産を経験するのがもっとも多いのもこのころですね。

さぁ、お待たせしました。いよいよ**更年期**（45〜55歳ころ）です。ここから一気に降下!!

眺めのよい高所を快走してきた女性ホルモンスライダーは、ここから一気に降下!!

山道を下るというより、まさにコースターが滑降するかのようなスリル感です。

これまで潤沢《じゅんたく》に分泌されてきた女性ホルモンが急減、肌のハリやうるおいにかげりが見え、髪の毛量やコシが減り、定期的だった生理に乱れが出る時期です。

さらに、女性ホルモンには情緒や自律神経を安定させる役割もあるので、わけもなく不安になったり、肩こりや頭痛、不眠などの症状が出たり……とトラブル続き。

ダメ押しで、子どもの巣立ちからくる孤独感、親の病気や介護のアレコレなどの環境の変化がやってくるのも、ちょうどこのころ。

思春期のホルモン変化も同じくらいの急変ですが、成長によってあらたなアイテムを身につけながらの上昇感とくらべると、アイテムが上手く作動しないままの急降下は、**行き先を知らない人なら絶望的な恐怖感**を味わうはず。A子のように絶叫する人、固まっちゃう人、疲弊してボロボロになる人……などなど続出のスリリングなコースター、それが女性ホルモンスライダーなのです。

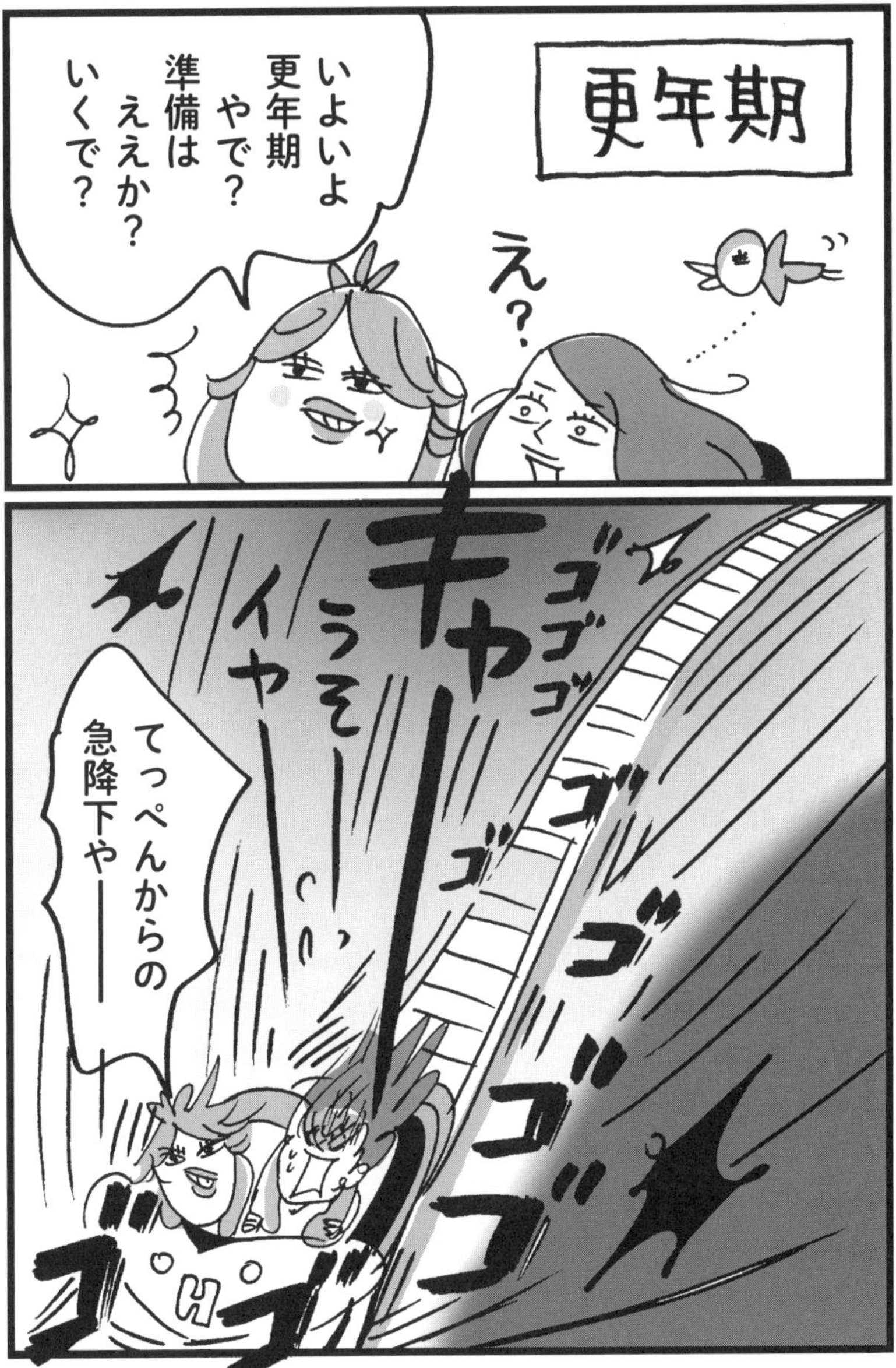
更年期
いよいよ更年期やで? 準備はええか? いくで?
え?
ゴゴゴゴ
キャー
うそー
イヤー
てっぺんからの急降下や——
ゴゴゴ
ゴゴゴゴ
ゴーゴー

更年期はトラブル？チャンスに変える方法おしえます！

女性ホルモンスライダー、いかがでしたか？

え？

「トラブルばかりだなんて……恐くなる」

「女性ホルモンが減るって枯れていくってことでしょ、滅入《めい》るわぁ」

「いっそ知らなきゃよかった！」

って……、いやいや、ちょっと待ってください。

確かに、更年期に女性のカラダ事情は急変します。「閉経」という一大イベントを迎えるにあたって、多くの人がさまざまなトラブルに見舞われるのも事実。

でも、それは**女性の体を守るために避けては通れないイベント**なんです。

それに、このスライダーを滑り降りた先に広がるのは、デコボコのない快適でやる気に満ちた爽快な世界。

「更年期すぎたら人生バラ色よ〜！」

とは、先輩女性のみなさんが口をそろえて言うセリフです。さらには、

「こんなに快適なら、もっと早く知っていればよかった」

というのも、よく聞かれる言葉。

実は、ここに更年期の不調を上手く乗り切り、さらに人生後半を最高にハッピーにするためのヒントがあります。トラブルばかりと思われる更年期、やり方次第で大きなチャンスに変えられるんですよ！


そのために、必要なのは、**体の変化の知識を得ること。**

事前に知って備えることで、今以上に人生を好転させることもできるんです。

というわけで、大切なことは、

「40代以降、女性ホルモンは急降下する」と知っておくこと。

これを知っているだけでも、何も知らずに不意打《ふいう》ちをくらうより、心身のダメージ

はずっと少なくなります。

次ページのグラフにあるように、35歳以降、それまで女性の機能を円滑《えんかつ》に働かせるために分泌されてきた女性ホルモンは徐々に低下していきます。そして、45歳頃からストーンと急降下。この時期、およそ9割の女性が心身の不調を感じます。

閉経の前後5年、45〜55歳頃に訪れるこの激動期が「更年期」です。


ちなみに、**男性にも更年期はあります**（男性更年期については66ページ）。ただ男性の場合はグラフからもわかるように、男性ホルモンの減少がゆるやか。70歳でも20歳の半分ほどの男性ホルモンがあるのです。

男女で比べると、いかに女性ホルモンの減り方が激しいかが一目瞭然。

このホルモンの大変動期は、女性なら誰もが通る道。外見若々しくても、どんなに健康に気をつかっても、たとえ恋をしてときめいていても……この、ダイナミックな変化は避けては通れないのです。でも、大丈夫。このピンチをチャンスにする方法があるんです。

男女の一生とホルモンの変化

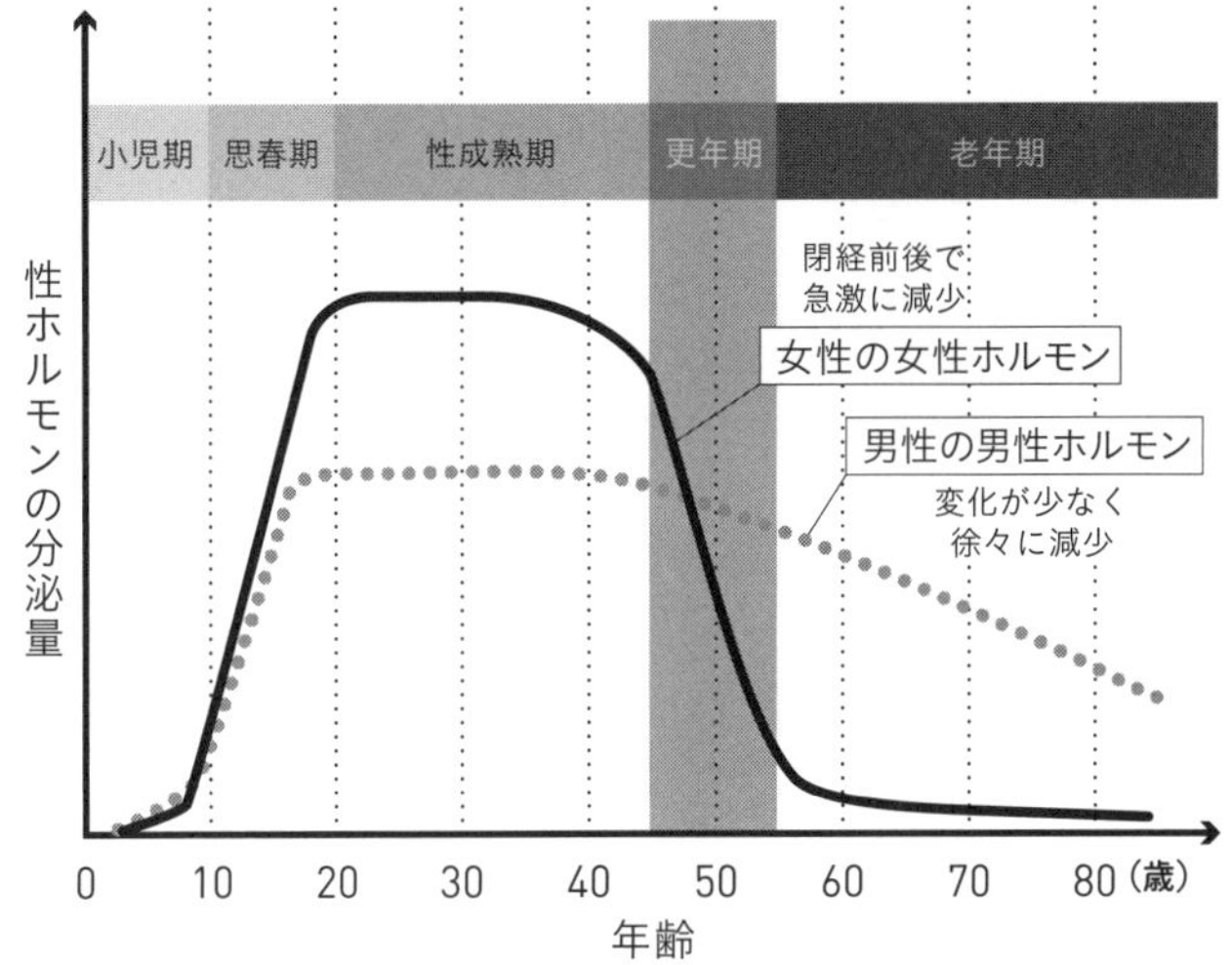

（出典）「中高年女性健康教育マニュアル」より（一部改変）

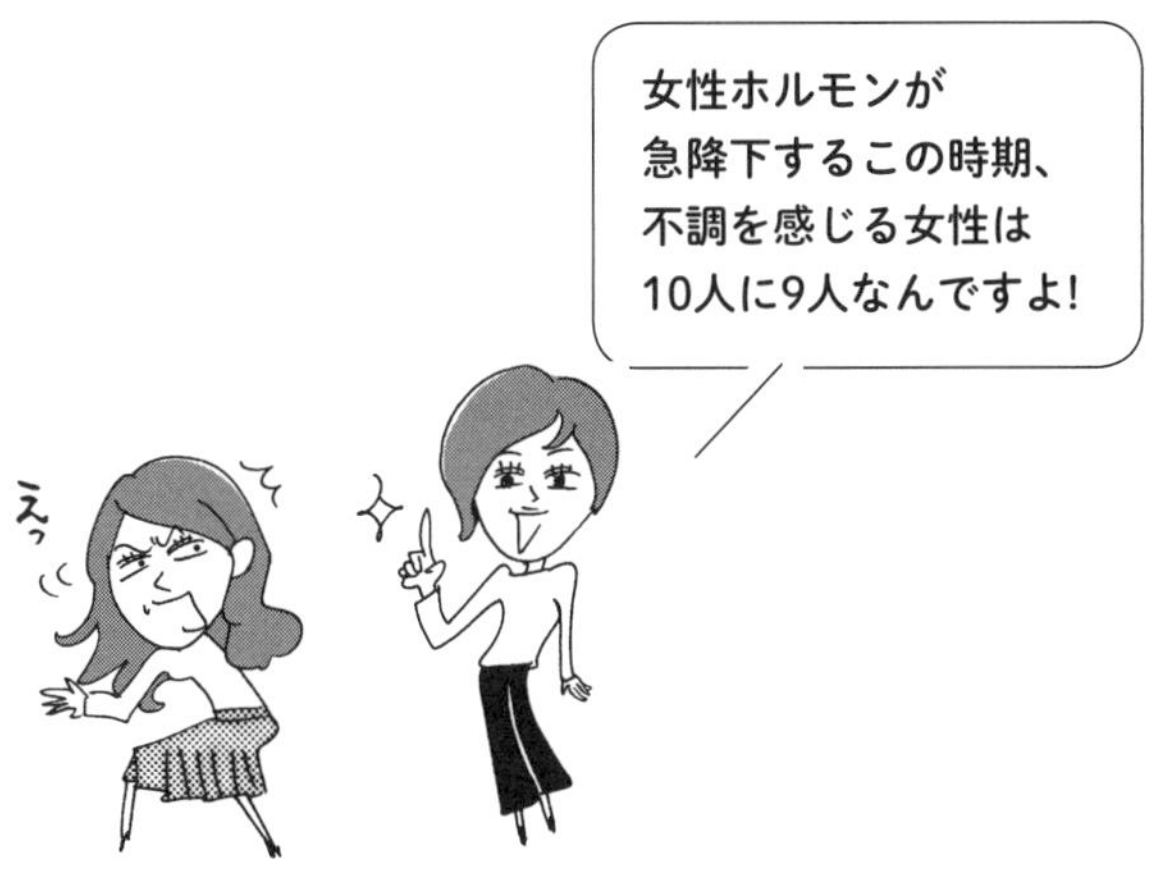
女性ホルモンが
急降下するこの時期、
不調を感じる女性は
10人に9人なんですよ！
えっ

日本人の閉経年齢

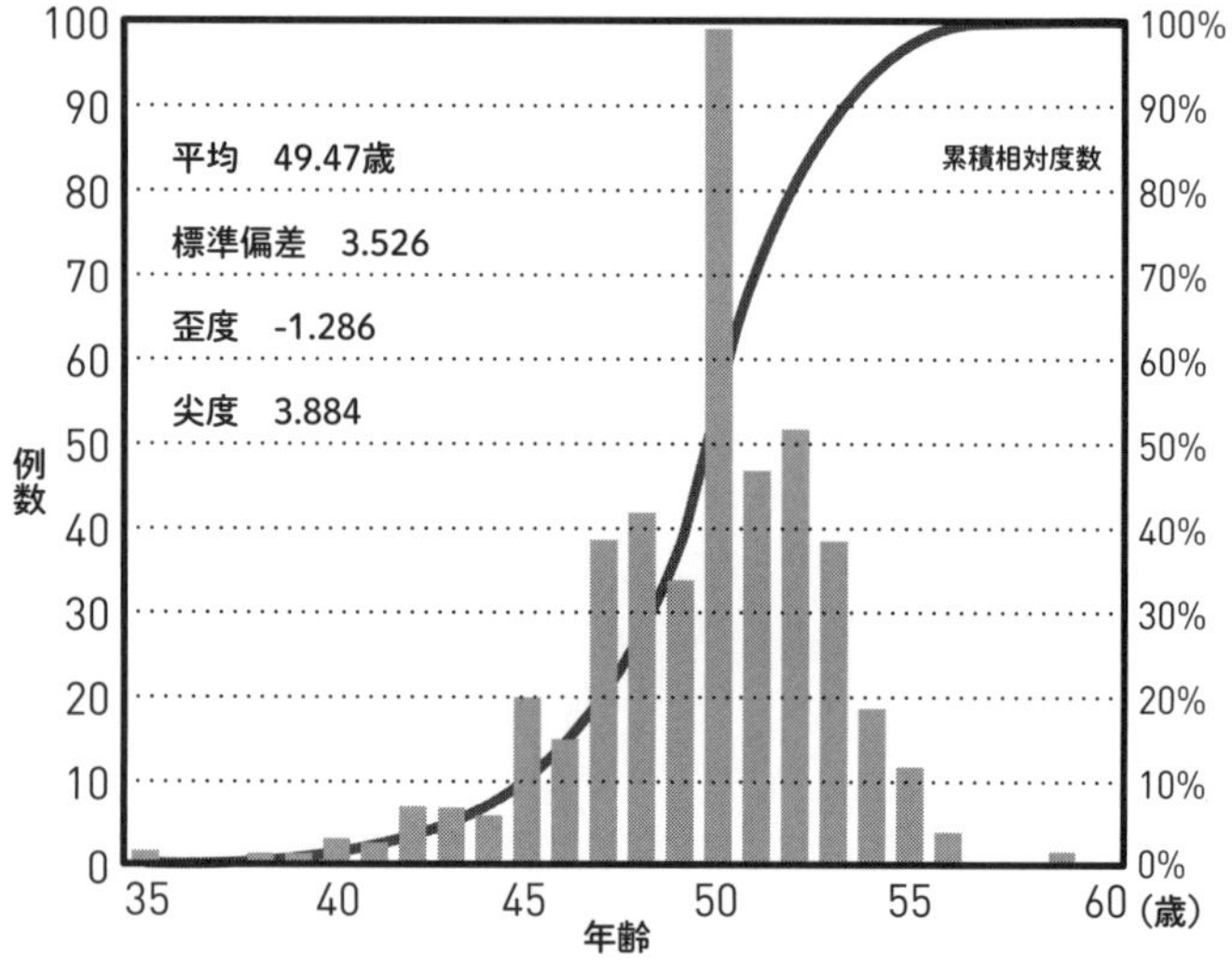

「記憶による閉経年齢」（n＝４５６）では、
平均閉経年齢は49.47歳、最も多い閉経を迎える年齢は50.5歳

（出典）玉田太朗、岩崎寛和：本邦女性の閉経年齢、日本産科婦人科学会雑誌　VOL47,No.9,pp.947-952,1995

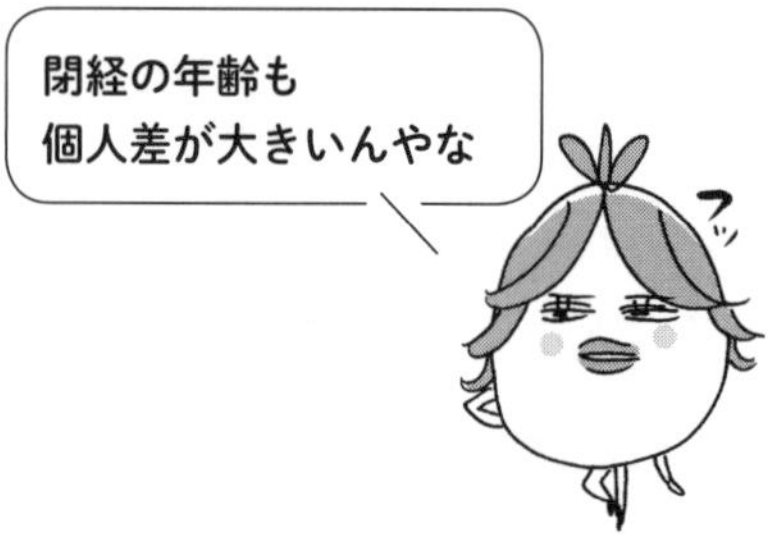

アフター更年期、キレイになる人と残念な人の違いって？

激動期を越えて、スッキリ爽やか人生を謳歌している女性たちは、更年期まっただ中、あるいはプレ更年期の女性にとって希望の星ですよね。

一方で、「えっ!?」というくらい一気に老け込んで元気がなくなってしまう人がいるのも事実。そのくらい女性の体内で起こっていることって劇的なんです。

なにしろ、

「私たちは更年期以降、**女性ホルモンがほぼ『ゼロ』**になる」

のですから。

講演会でこう話すと、会場がざわめくほどみなさん驚かれます。

衝撃の事実は、それだけじゃありません。

なんと閉経後は**女性ホルモンより男性ホルモンのほうが多くなる**んです！

実は、もともと人間は男女ともに両方の性ホルモンを持っています。性成熟期には、それぞれの性ホルモン、男性なら男性ホルモン、女性なら女性ホルモンが優位になり、男女それぞれの生殖機能を円滑に働かせます。

閉経後の女性の体内では女性ホルモンはほぼ作られなくなる一方で、男性ホルモンはというと、成人期とほぼ変わらず作られるんですね。その結果、女性ホルモンの支配から**男性ホルモンの治世へという革命的イベント**が体内で展開されているわけです。びっくりですねー！

もちろん、女性ホルモンがなくなるからといって女でなくなるわけではなく、女は灰になるまで……いや、灰になっても女。女性ならではの楽しみや喜びが閉経後に失われるわけではありません。

更年期以降は女性ホルモンが、ほぼ「ゼロ」に！

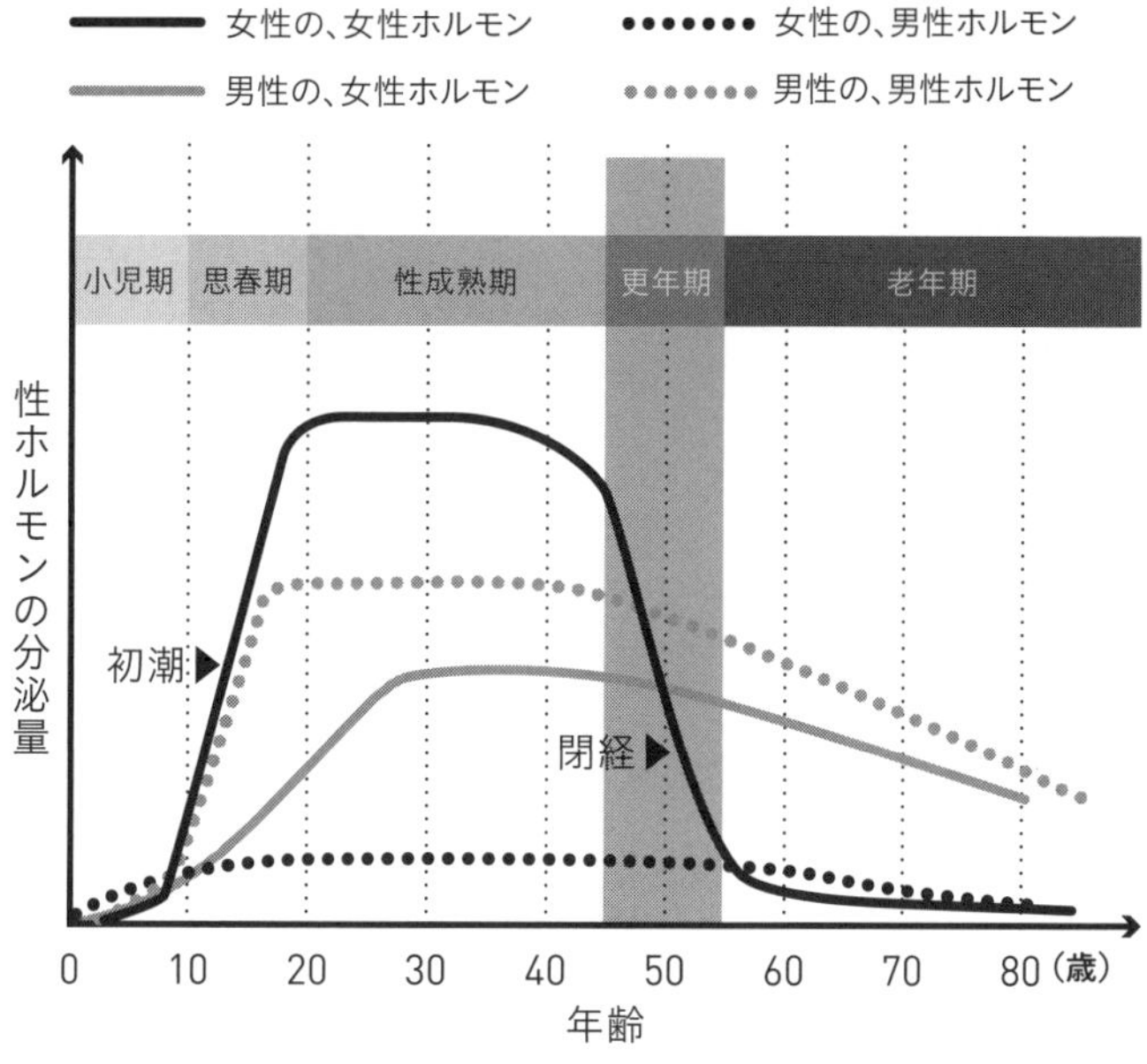

（出典）「中高年女性健康教育マニュアル」より（一部改変）

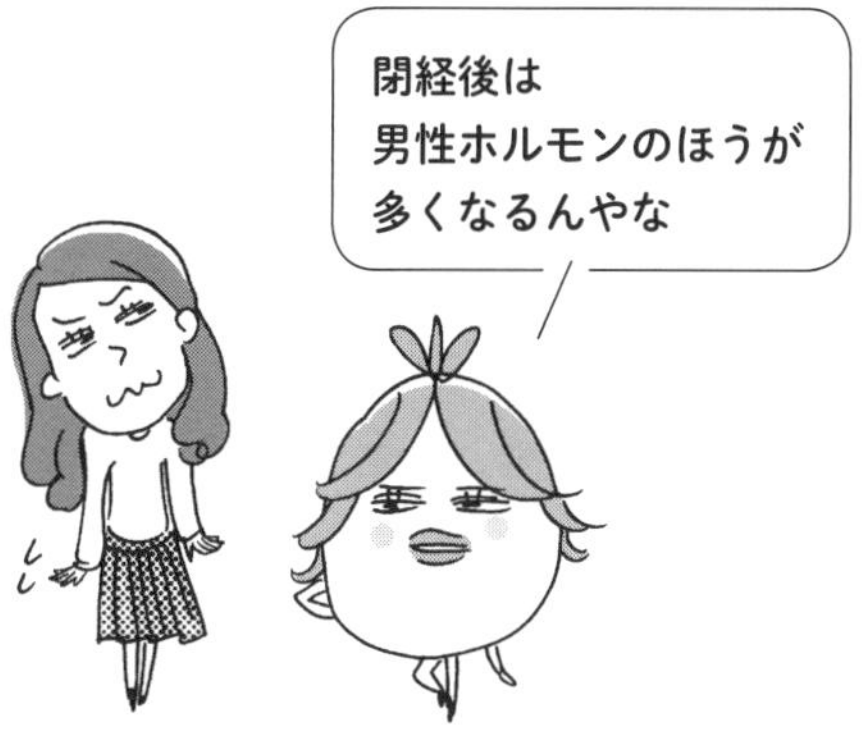
閉経後は
男性ホルモンのほうが
多くなるんやな

というより、以前にもまして活動的で生き生きしている人が多いのは、周りを見ればわかる通り。実はこれ、男性ホルモンのおかげなんです。

男性ホルモンは、好奇心や闘争心、リーダーシップ、さらには性的活力をアップさせる作用があるんです。

つまり、更年期以降、「男性ホルモンは女性の活力源」なんですね。

もっと言えば、そもそも私たちの個性とか魅力って男女という性別にしばられたものだけじゃないはず。晩年までボーイフレンドや友人に慕われた作家さんや女優さんはたくさんいますし、私たちの身近にもそういう先輩女性、いますよね。

彼女たちに共通しているのは、性別や年齢を超えた「人としての魅力」……なんていうと、つかみどころがないですか？

更年期前後のたくさんの女性を見てきた私が言えるのは、外見的にいつまでも若々しくて魅力的な人ほど、いわゆる「若さ」や「女」だけで勝負していないということ。

更年期は、これまで自分が勝負してきたアイテムの見直しの時期でもあるんです！

女性ホルモンと男性ホルモンの役割

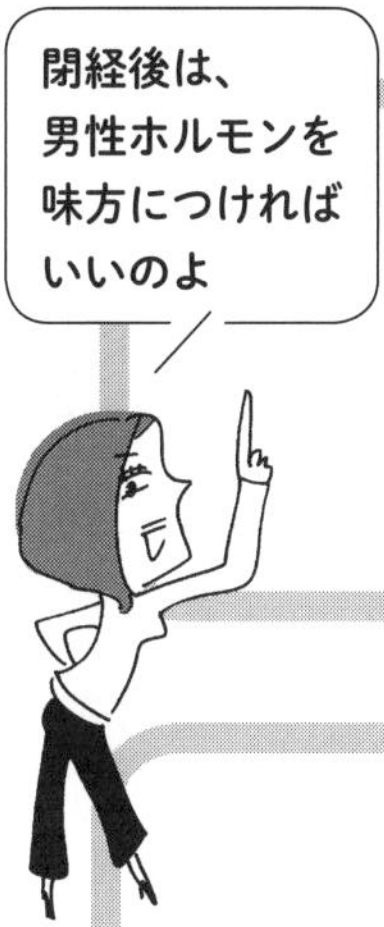
閉経後は、男性ホルモンを味方につければいいのよ

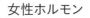

女性ホルモン

・肌のはりや潤い
・粘膜の潤い（目・鼻・喉・膣など）
・骨量を保つ
・気持ちの明るさ
（別名「ごきげんホルモン」と言われるほど！）

男性ホルモン

・筋肉や骨を作る
・認知力を上げる
・気力アップ
・リーダーシップを発揮
（別名「社会性ホルモン」と言われるほど！）

閉経後は、失われた女性ホルモンの代わりに
私たちの心身を守ってくれる存在！

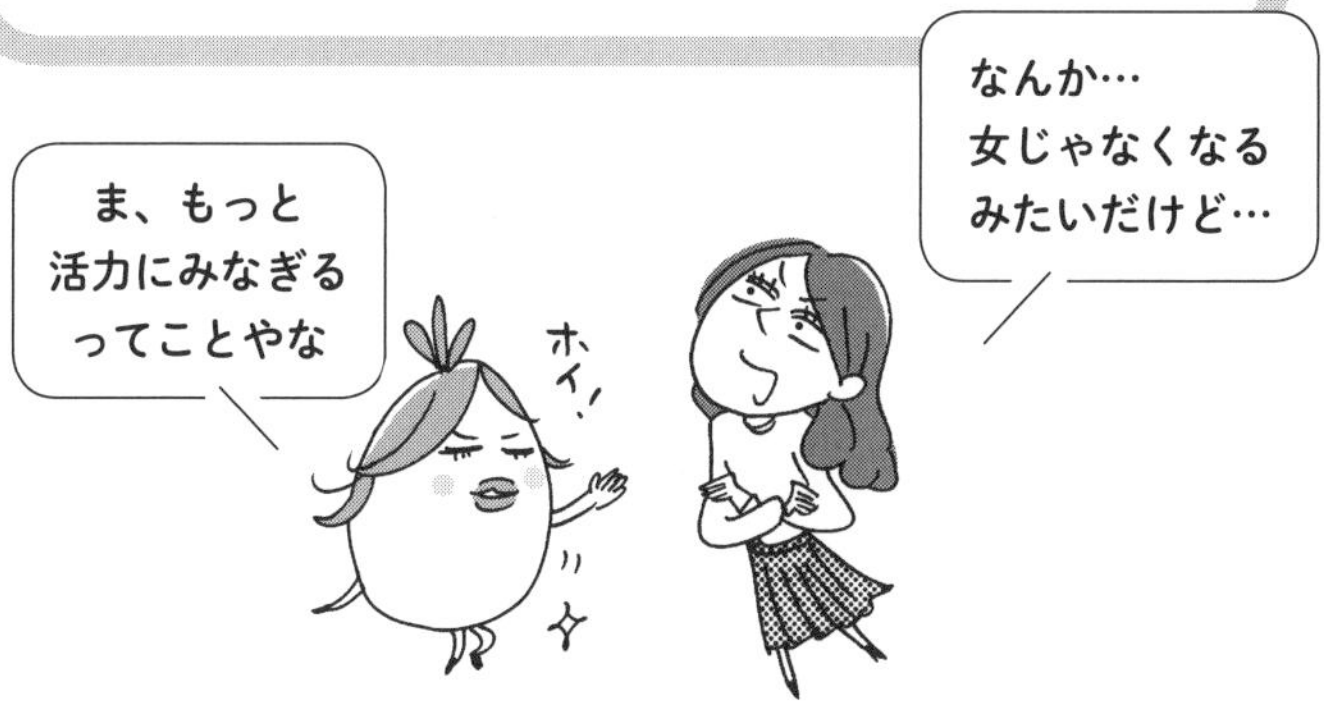
なんか…女じゃなくなるみたいだけど…
ま、もっと活力にみなぎるってことやな
ホイ！

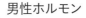

「閉経」がオンナの体にとって「祝福」って、知ってた？

更年期や閉経というと、日本ではマイナスのイメージが一般的です。

いっぽう欧米諸国ではどうかというと……ちょっと事情が違うようです。

更年期や閉経のことを英語では「メノポーズ（menopause）」と言うのですが、なんと**「ハッピーメノポーズ！」**と、まるで誕生日を祝うがごとく「おめでたいもの」とするとらえ方があるんです。

ちょっとびっくりですが、言われてみれば初潮だってお赤飯を炊いてお祝いする風習があるんですから、生理を卒業するときもお祝いしたっていいですよね。

それに実際、**閉経には女性にとって大きなメリットがある**んです。

では、何がハッピーなのか、ご紹介していきましょう！

閉経というのはこれまで来ていた生理がなくなるということ。ですから、大きなメリットの一つは、**PMS（月経前症候群）がなくなる**ことです。

生理前から最中に悩まされた、下腹部痛やさまざまな心身の不調（イライラ、睡眠障害、倦怠感、頭痛、腰痛、むくみ……他いろいろありますね）から解放されます。

毎月約1週間、**年間にしておよそ3か月（長い！）の苦役とサヨナラできる**んです。

生理が軽い人でも、スイミングなどの運動、ビーチや温泉への旅行のときに感じたわずらわしさがなくなるのは助かりますよね。

閉経によって排卵もなくなりますから、**妊娠のリスクからも解放**されます。

妊娠や出産はすばらしい人生のイベントであると同時に、女性の体にとって命がけの大仕事。医療の発達した今でこそ安全なお産が当たり前になりましたが、それでもさまざまな危険はつきものです。それが60代や70代の体で起こったら……。

閉経は女性の体をそうしたリスクから守ってくれる、ありがたい節目なんです。

性にオープンな欧米諸国では**「避妊を気にせずにセックスが楽しめる」**ことから、夫婦やカップルで「セカンドハネムーン」を楽しんだり周囲もお祝いしたりといった風潮もよく見られるそうです。日本でも50代以上のカップル限定のツアーなど、新しい人生をパートナーと楽しむ催しは案外たくさんあるものです。

さらには、**女性特有の病気のリスクが下がる**というメリットも。

女性ホルモンが分泌されなくなることで、閉経後は、

- **子宮筋腫が小さくなる**
- **乳腺炎や乳腺症が改善される**
- **乳がん・子宮がんの発症頻度が減っていく**

など婦人科疾患が改善されます（ただし、年齢にかかわらず検診は受けましょう）。

実際、「40代にはハンドボール大だった子宮筋腫が閉経のおかげで小さくなって手術をせずに逃げ切れた」といった話もよく聞かれます。

閉経してよかったこと

出会いがあれば別れがあるように、
私たち女性も生理を卒業するときが来ます。
でも、それは決して悲しいことだけじゃなくて
新しい生活のスタートでもあるわけです。
私のもとに届いた、
生理を卒業してよかったことのあれこれをご紹介しますね。

- 「ツラかった生理痛がなくなり、とにかく楽です！」
- 「閉経のおかげで子宮筋腫の手術をせずに逃げ切れました」
- 「月経を気にせずに、旅行の計画がたてられるし、いつでも温泉に入れるのが嬉しい」
- 「仕事中も、経血漏れの心配で頻繁にトイレへと席を立っていたのですが、閉経後は仕事に集中できます」
- 「生理前にイライラしていたのですが、閉経してからは気持ちが安定するようになりました」
- 「月経の煩わしさから解放！ 生理用品をカバンに入れて持ち運ばなくてよくなり、荷物も減って楽です」
- 「妊娠の心配がなくなったこと」

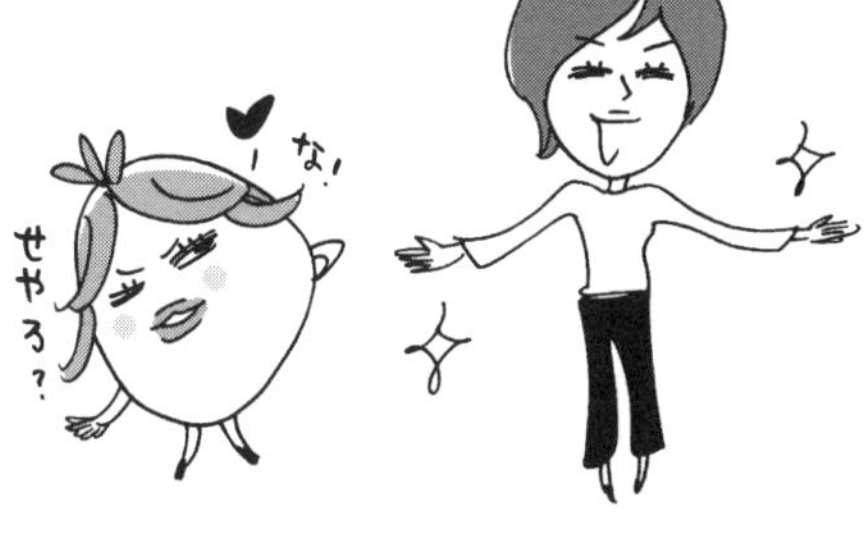

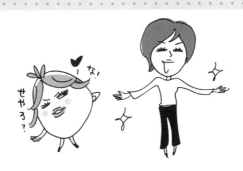

それから、**「閉経後は今まで以上にオシャレを楽しめる」**というのが、ハッピーメノポーズを謳歌《おうか》している女性たちが口をそろえて言うこと。

これを実感したのは、2018年にカナダで開催された「国際閉経学会(International Menopause Society=IMS)」の国際会議でのこと。

私は日本の代表として民間団体で初めて参加、取り組みや研究を発表したのですが、その会議の終始明るく前向きな雰囲気や発想にとても刺激を受けました。

世界中から集まった参加者との交流で、「ハッピーメノポーズって素敵な言葉ね。日本にはないのだけど、どうして、みんなそんな前向きなの?」と聞くと、

「あら、だって**白い服が心おきなく着られるじゃない**」

という朗らかな答えが返ってきて、たしかに! と深く納得したのでした。

更年期を乗りこなす、3つのマストアイテム

更年期《コーネンキー》の正体がだんだん明らかになってきましたね。

ちょっとクセがあるけど、仲良くなったら実は頼りがいのあるいいやつなんです。

よくわからないけどなんとなく嫌なモノ、というのが実はいちばん恐怖を感じるもの。ちゃんと向き合うことで、不安がなくなりダメージも防げるんです。

国際閉経学会によれば、「更年期は女性の健康を維持し改善するための期間」。

つまり、**女性が人生後半を快適に過ごすシフトチェンジのとき**です。

その期間は人それぞれ。「でも、さすがに10年は長すぎる……」と思いますか？

でも、見方を変えればそれだけ準備期間があるともいえます。

この時期はいってみれば、人生の棚卸しのとき。

この先に必要なものの総チェックをして、断捨離したり新たな価値観を取り入れたりしながら、新しい世界の地図を確認するときです。

女性の黄金期は55〜65歳と言われていることを、ご存知ですか？　実際に幸福度指数を調べたところ、女性は年代別だと60代が一番高かったそうです（第一生命経済研究所「幸福度調査」より）。

この黄金期をより快適に過ごすためにも、その前にやってくる更年期を上手に乗り切りたいもの。そこで、必要になってくるのが、

①オトナ女子の「体のトリセツ」（↓くわしくは2章に）

②毎日ちょっとずつ「健康貯筋」（↓くわしくは3章に）

③自分ファーストな「心の習慣」（↓くわしくは4章に）

この3つのアイテム。これは、たくさんの女性たちの生の声から生まれたものです。

「ちぇぶら」を立ち上げた当初、私は1014人の更年期を卒業した女性に街頭などでアンケートをとりました。また、「ちぇぶら」の活動を通して2万人以上の方に接して、本当に多くの貴重な声を聞くことができました。

みなさんに共通したのが、

「更年期について、もっと早く知っていればよかった！」

という声。

調査でわかったのは、更年期について**事前の知識がなかった**人が半数以上、ツラくても**我慢してやり過ごした**人が一番多い、ということでした。そして、そんな更年期を振り返って、「事前の知識があれば、もっとラクに通過できたはず……」と思っている人がとても多かったんです。

「後から来るあなたたちは我慢しないで！」という先輩女性たちの思いのつまった3つのアイテム、これは更年期をラクにする3原則でもあります。ぜひ、活用してください。というわけで、人生100年時代を悔いなく送るために、更年期《コーネンキー》とのつき合い方をもっとふみこんでお伝えしていきましょう！

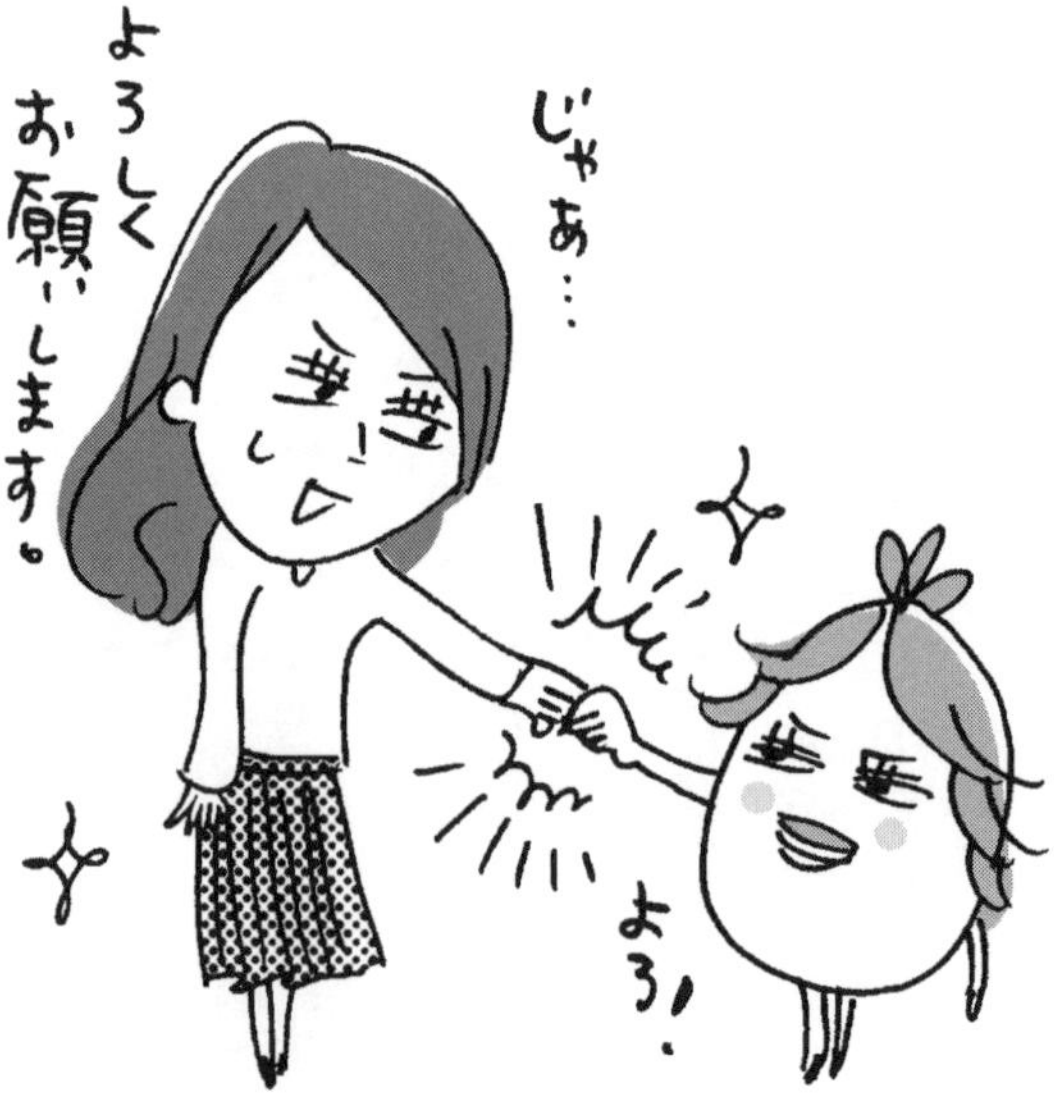
じゃあ…
よろしくお願いします。
よろ!

第2章

ターニングポイントを乗りこなすカラダのトリセツ

「ＫＮＫ48、
知らんとヤバいし」
と紹介される

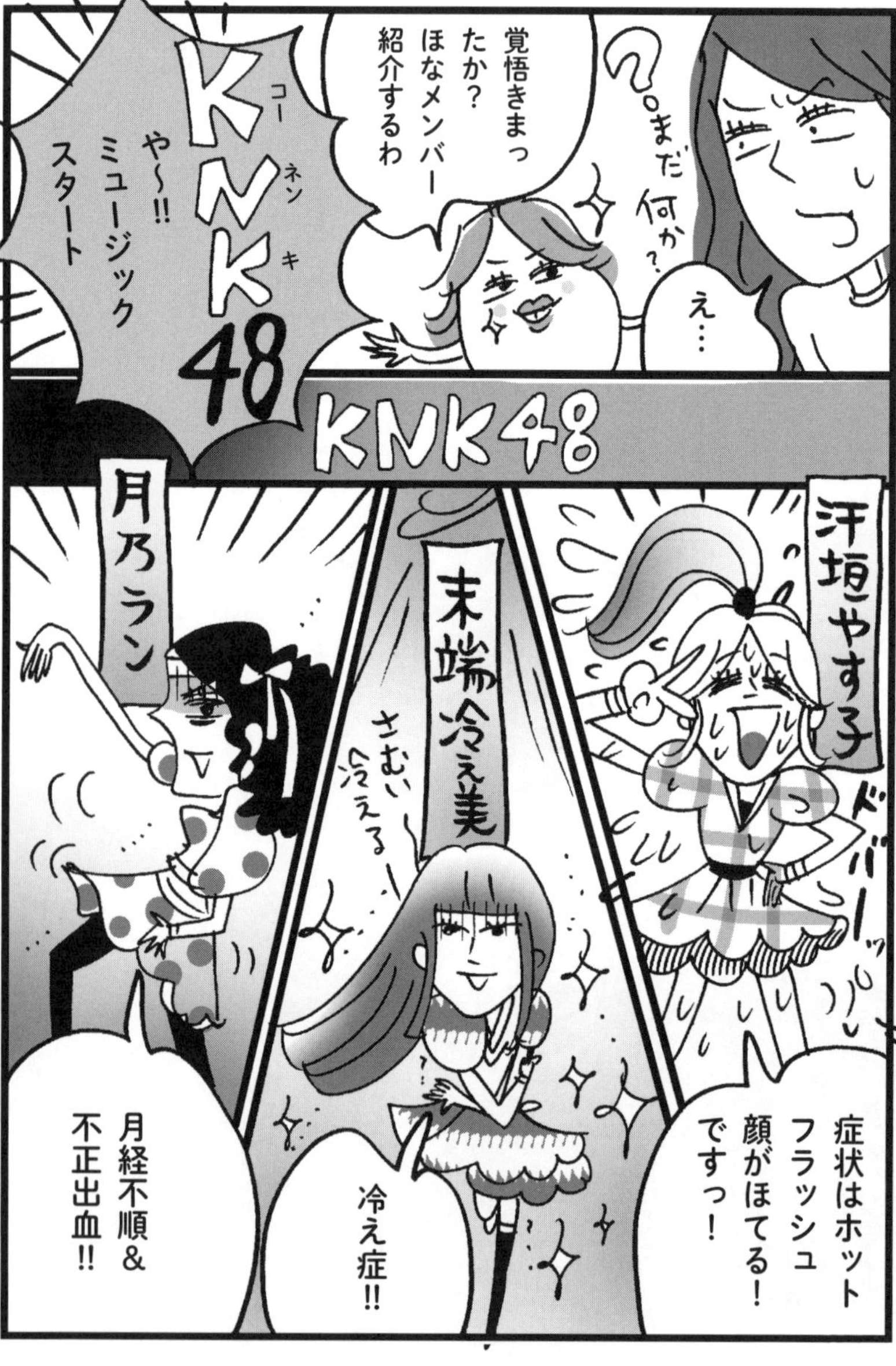

え…
まだ何か？
覚悟きまったか？
ほなメンバー紹介するわ
K《コー》N《ネン》K《キ》48
や〜!!
ミュージックスタート
KNK48
汗垣やす子
ドバーーッパ
症状はホットフラッシュ
顔がほてる！
ですっ！
末端冷え美
さむい
冷える
冷え症!!
月乃ラン
月経不順&
不正出血!!

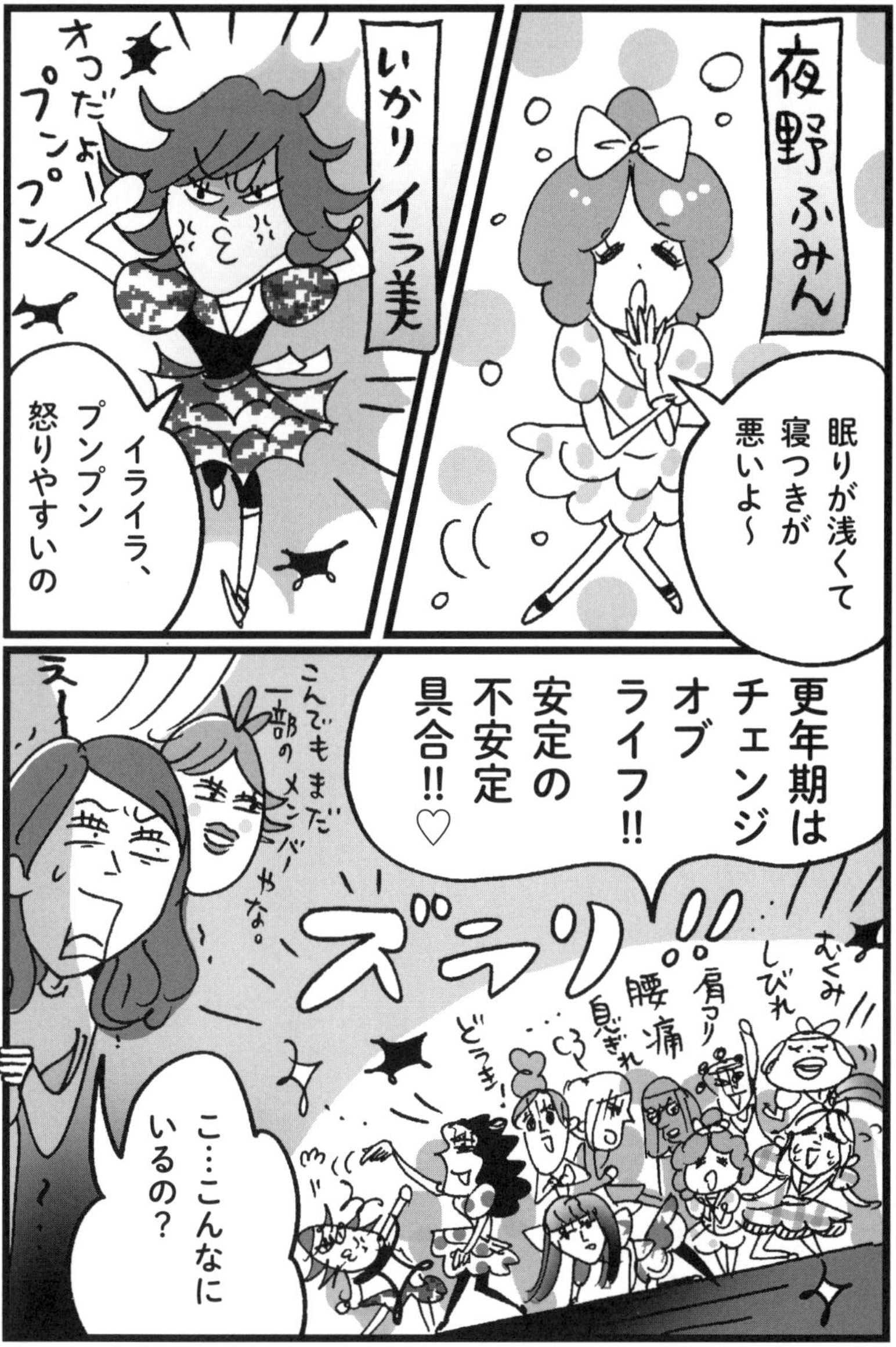
夜野ふみん
眠りが浅くて
寝つきが
悪いよ〜
いかりイラ美
オコだよー!
プンプンプン
イライラ、
プンプン
怒りやすいの
更年期は
チェンジ
オブ
ライフ!!
安定の
不安定
具合!!♡
ズラリ
むくみ
しびれ
肩コリ
腰痛
息ぎれ
どうき!
こんでもまだ
一部のメンバーやな。
こ…こんなに
いるの?

200～300種類も！更年期症状いろいろ

女性ホルモンが急降下する更年期、さまざまな不調を感じるわけですが、その種類は200～300（！）と言われています。

「簡略更年期指数」（68ページ参照）と呼ばれるチェックに使われる代表的な症状だけでも、

顔がほてる、汗をかきやすい、腰や手足の冷え、息切れ、動悸、寝つきが悪い、眠りが浅い、怒りやすくイライラする、くよくよして憂うつになる、頭痛、めまい、吐き気、疲れやすい、肩こり、腰痛、手足の痛み……などなど。

そのほかの精神面、身体面の症状は、あげればきりがありません。

更年期の症状は200〜300種類！

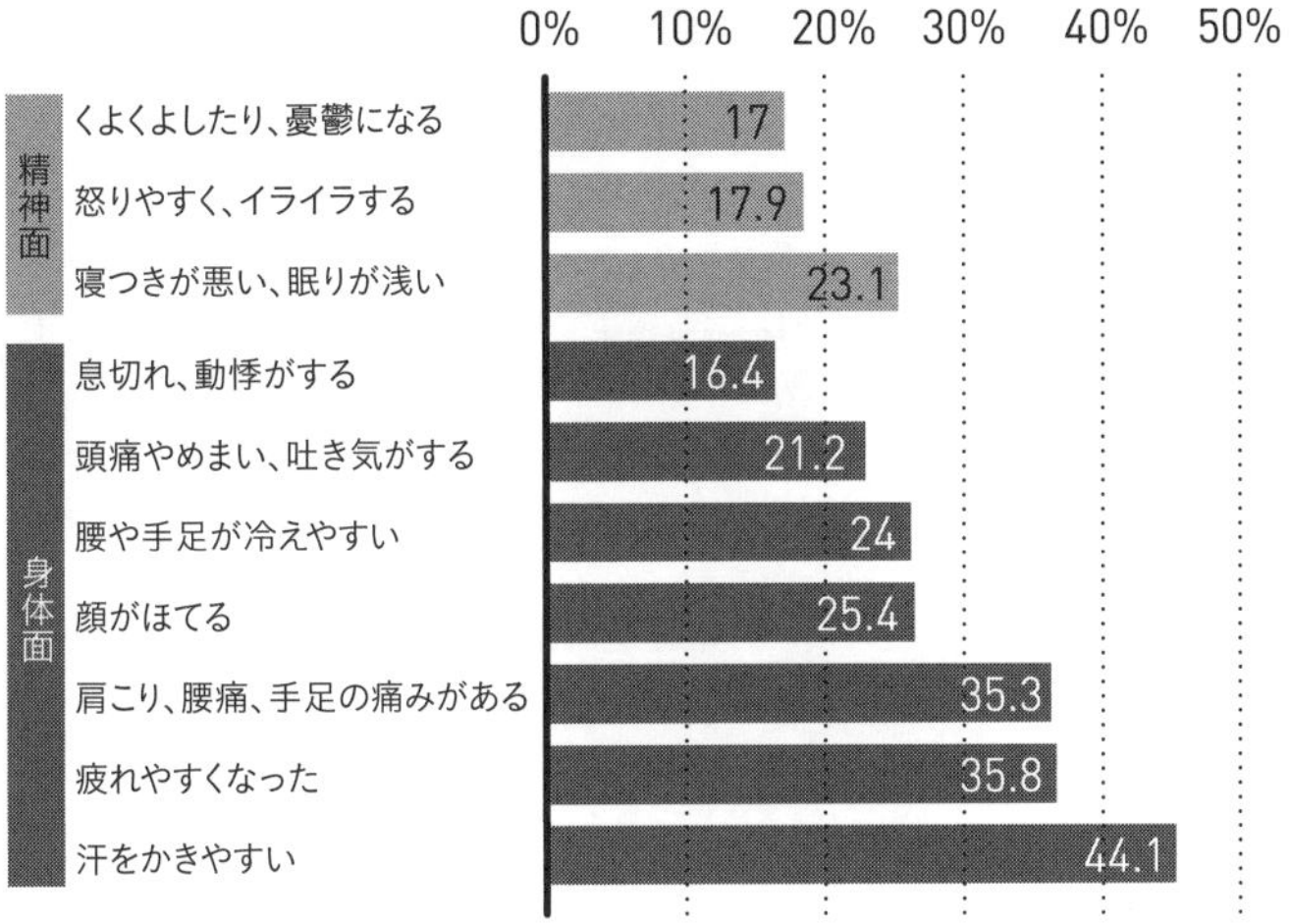

※2014年ちぇぶら「更年期を振り返って」アンケート　n＝1014

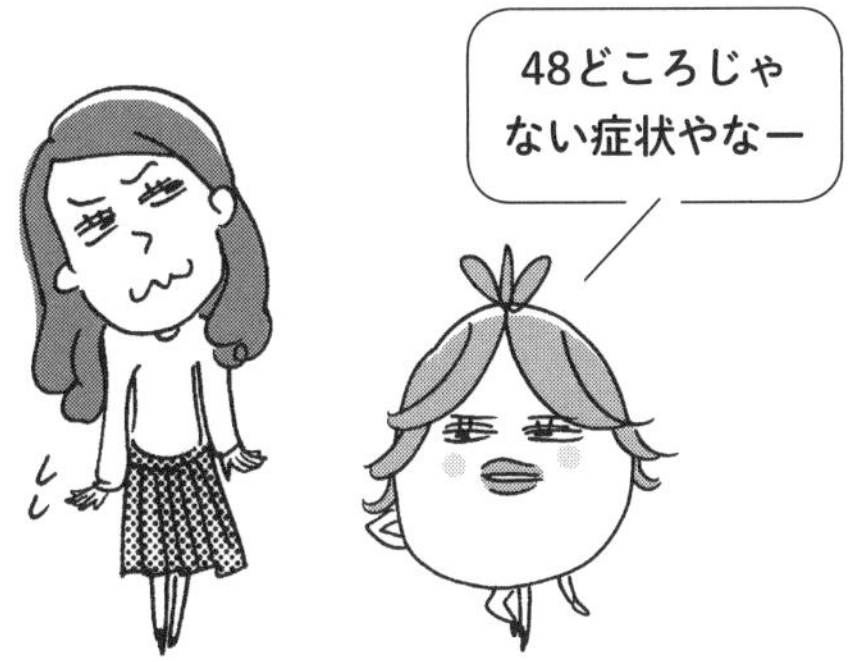

「本が大好きだったのに、**集中力が続かなくて本が読めなくなった**んです。振り返るとあれも更年期のせいだったみたい。今はもと通り、読書を楽しんでますよー」なんていう人もいます。

まさに、十人十色、人の数だけ更年期のストーリーがあるんですね。

症状の種類もさまざまなら、軽い人、重い人など程度も人それぞれ。いくつかの症状が重なってあらわれることも多いようです。

ひどくなると、布団から出られず寝たきりになる、人づきあいや家族関係が悪化するなど、**日常生活や社会生活に支障が出る場合も。**

そうなると、「更年期障害」として治療の対象になります（くわしくは64ページ）。

そこまでではなくとも、いつもとは違う不調を感じたら、まずは「更年期のせいかも？」と考えてみてください。くれぐれも、

「気合が足りないだけ」

「怠《なま》け心のせいだ……」
「怒ってばかりの自分はひどい人間だ」
なんて、ごまかそうとしたり自分を責めたりしないで！
「ああ、私は今こんな不調を感じてるんだな。そういえば、そんな年頃かも……」
と、ひとまず今の状況を受けとめてください。

更年期のツラさの一つに**「自分が感じている不調を周りに理解してもらえない」**というものがあります。これは本当にシンドイ。こうなると、うつうつとして気分が沈み、さらなる不調を呼び寄せる、という悪循環へとはまっていきがちです。

いっぽう、更年期をうまく乗り越えた人たちからは、「家族や周囲に伝えたら理解してサポートしてくれた」という声も。

ですから、まずは**あなた自身が今、感じている不調を受けとめる**こと。

そのうえで、この本で紹介していく方法や、必要があれば医療機関にかかるなどの対処をしていくことが大切なんです。

ボス（脳）の部下（卵巣）への無理解が、トラブルの原因！

こんな不調、あんなトラブル、えっ、それも更年期のせい!?　とびっくりするほど多様で個性的な症状に悩まされるわけですが、どうしてそんなにたくさん不具合が起こってしまうのでしょうか。

まず、第一の原因は、再三お伝えしている**女性ホルモンの低下**です。

女性ホルモンには「エストロゲン」と「プロゲステロン」の2種類があり、それぞれのホルモンには役割分担があります。

エストロゲンは、攻めのホルモン。**肌や髪に潤いやハリやツヤを出し、骨や血管を強くし、さらには、気持ちを明るくし、やる気や集中力、記憶力を高め、「いけいけモード」**にしてくれるホルモンです。

プロゲステロンは、守りのホルモン。排卵後は妊娠に備えて子宮内膜を厚くして体温を上げ、気分も落ち着かせ、はしゃぎ過ぎて無茶をしないように抑制してくれます。

この二つの女性ホルモンが生理周期ごとにバランスよく分泌されることで健やかでいられたわけです。

このように、これまで**女性の美と健康**に貢献してくれたホルモンが更年期には急減してしまうのですから、心身に不調が出るのはうなずけますね。

でも、女性ホルモンとは関係なさそうな、肩こりや腰痛、動悸や息切れ、不眠、異常発汗などなど、あらゆる症状が出てきちゃうのは、なぜなんでしょう？

それは、女性ホルモンが分泌されなくなったことで、全身をコントロールする身体のボスである**脳がパニックを起こしているから**なんです。

女性ホルモンは脳の視床下部というところから指令を受け、卵巣から分泌されます。

つまり、**脳（視床下部）が上司で卵巣は部下。**性成熟期まではその連携がスムーズにおこなわれるのですが、40歳を迎えるころになると卵胞が減って卵巣から十分な女性ホルモンが分泌できなくなるのです。

そこで、「ないものは仕方ない」とサクッと切り替えてくれれば問題はないのですが、脳は相変わらず「ホルモン分泌するように」と指令を出し続けます。しかし、ない袖は振れない卵巣は分泌できず、その結果、「なんで分泌しないんだ!」とボスたる脳がパニックを起こすことに。さらには、ほかにもいる脳の部下まで巻き込まれる、という連鎖が起こるんです。その**とばっちりをくらう哀れな部下が自律神経**です。

自律神経は、心拍、血圧、呼吸、体温、発汗など、人が生きるための活動をコントロールします。それらが乱れることで、**ホットフラッシュなどの異常発汗、動悸や息切れ、高血圧、頭痛やめまい、睡眠障害**といった症状が出るんです。

これが第二の原因なんですね。

つまり、「**女性ホルモンの低下**」と「**自律神経の乱れ**」の**ダブルパンチ**から、全身のバランスが崩れ、バラエティに富んだ更年期症状が起こる、というわけです。

更年期症状がおこるメカニズム

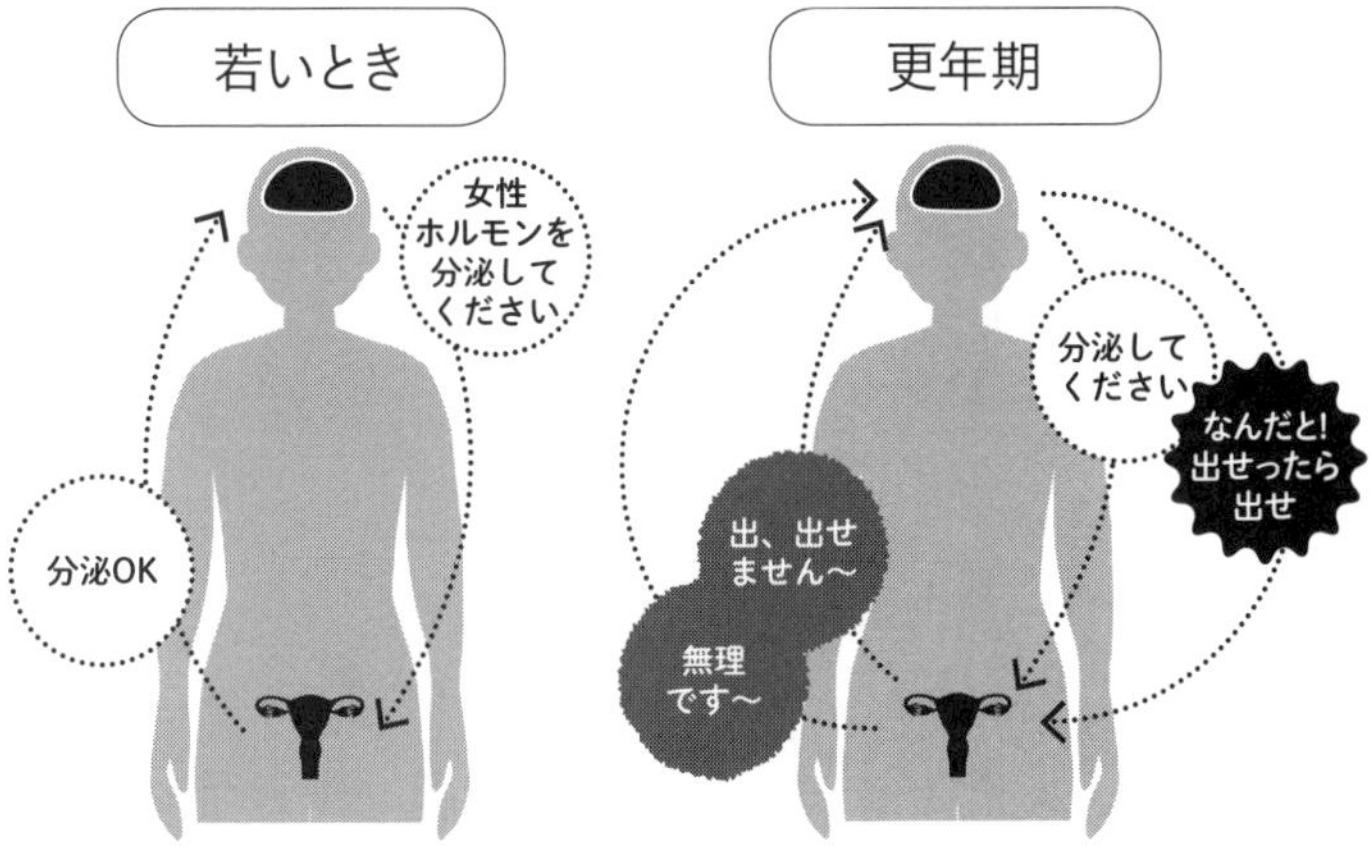
若いとき
女性
ホルモンを
分泌して
ください
分泌OK
更年期
分泌して
ください
なんだと!
出せったら
出せ
出、出せ
ません～
無理
です～

**指示を出しても女性ホルモンが出ないから、
脳の視床下部はパニック状態になってしまうの**

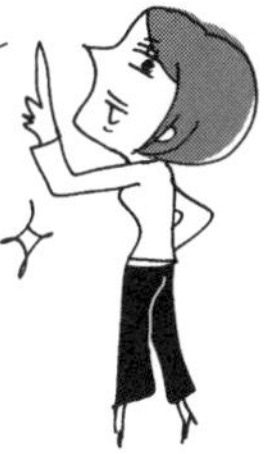

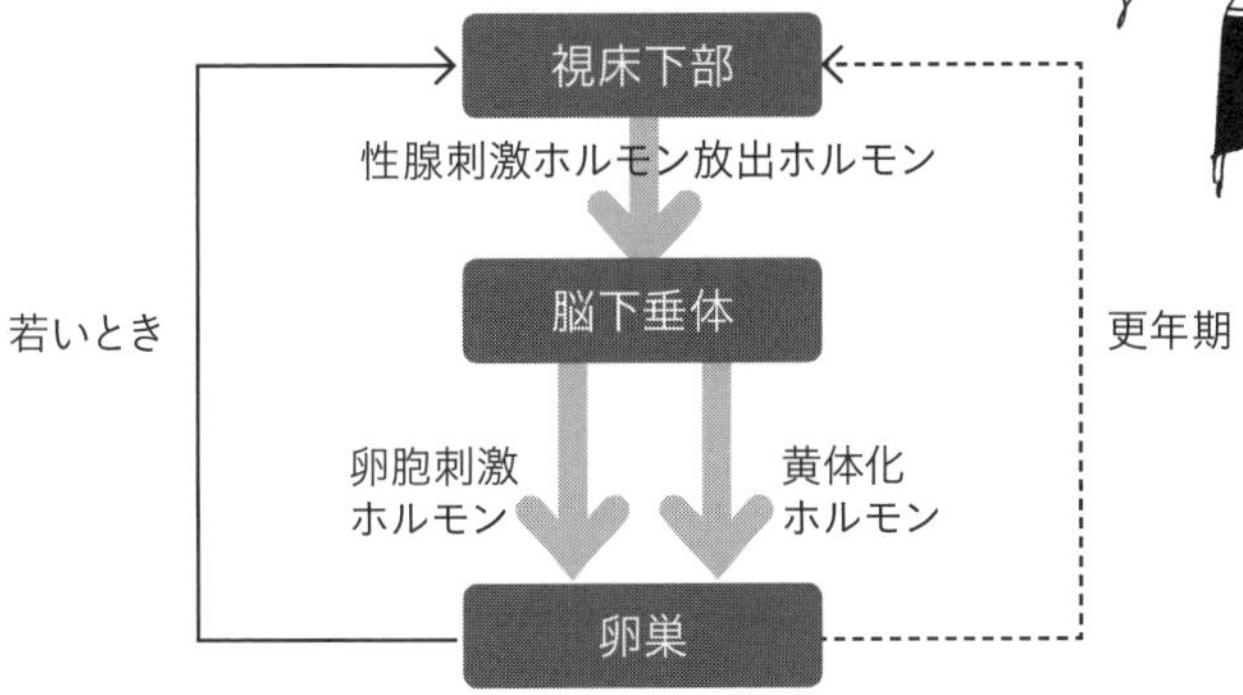
視床下部
性腺刺激ホルモン放出ホルモン
脳下垂体
若いとき
更年期
卵胞刺激
ホルモン
黄体化
ホルモン
卵巣

視床下部は、自律神経の中枢があるところ。
そのため、更年期は、自律神経の乱れの症状が起きてしまうのです。

更年期、大きな決断は体調のいいときに！

どうして更年期症状が起こるのか。

女性ホルモンが減ることで心身へさまざまな影響が出るのはなぜか。

おわかりいただけたでしょうか。


女性ホルモンが急減する更年期にパニック状態だった脳も、閉経後、時間がたてば平静を取り戻します。そうなれば、自律神経も安定し、心身の不調もおさまります。

つまり、**更年期による不調には必ず終わりがある**んです（ここ大事です！）。

この時期を過ぎると、「あんなにツラかったのがウソみたい〜」と元どおり、あるいは以前より爽快なときがちゃんと来ます。

ですから、**心身の不調まっただ中での後ろ向きの決断は避けて吉**です！

お仕事を続けてきた人が更年期に辞めてしまうことがしばしばあるのですが、体調の変化だけでなく、これまでできた作業ができなくなることが原因のようです。

ある人は、企画書が作れなくなってしまいました。それまでのようにスムーズにまとめられない、書けても本当にこれでいいのか判断に自信がもてない……ということが続いたそうです。優秀な人、責任感の強い人ほど、ツライ状況ですよね。その方は、周りに迷惑をかけてはいけない、と退職してしまいました。

これは**更年期にもの忘れや判断力の低下、気分の落ち込みなどがある**ため。不調のまっただ中で心身が弱っていると、自分に自信がもてなくなったり、この苦しみが永遠に続くような気持ちになったりしがちです。

でも、明けない夜がないように、終わりのない更年期はありません！（断言）

ホルモンの切り替えに体が慣れ、自律神経が安定すれば、体の不調もうつうつした気分も落ち着いてきます。「更年期はいつもと違う」ということを思い出して、焦らず、いつもよりスローペース、または「立ち止まってもOK♪」という大きな気持ちで、大切な決断は体調のいいときにしてくださいね！

「更年期だからしょうがない…」で済ますとアブナイ理由

更年期症状には、いろいろなものがあるわけですが、だからといってすべて更年期のせいにして放っておいていいわけではありませんので、ご注意を！

「不正出血があるけど、きっと更年期のせいね」

「疲れがずっと抜けないけど、更年期だから仕方ないわ」

と思っていたら、別の病気だった……！ なんてことも。

子宮筋腫、子宮内膜症、糖尿病、甲状腺機能障害、うつ病など、更年期症状と間違えやすい、よく似た症状のある病気はたくさんあります。食事や運動、睡眠に気をつけているのに体調不良が続くときなどは、早めに医療機関で相談してください。

また、**更年期からはこれまでよりも生活習慣に気をつける**必要があります。

更年期から起こりやすい3つの上昇

血圧の上昇

女性ホルモンの変動で
血圧が不安定になり、
頭痛や動悸を感じることも
多いとされている

血糖値の上昇

女性ホルモンは糖尿病や
合併症の発症を抑える働きを
しているため、閉経後は
血糖コントロールが
しにくくなる

コレステロール・中性脂肪の上昇

女性ホルモンは
悪玉コレステロールを減らし
血管の老化を防ぐ
働きがある

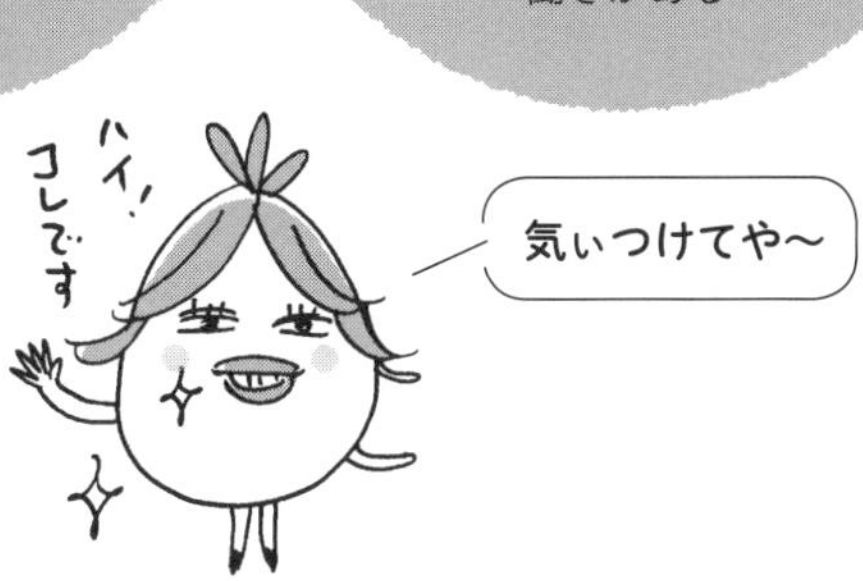

閉経によって卵巣の働きが止まると、女性ホルモンの分泌はほぼゼロになります。女性ホルモンには、血管を丈夫にして動脈硬化を防いだり、骨量を保持したり、血中コレステロールの悪玉化を防いだりする作用があるので、こうした恩恵がなくなるんです。ということは、これまでは不摂生をしてもなんとかなっていたことも女性ホルモンの守りがなくなることでダメージを直接受けることに……。

骨粗しょう症、動脈硬化、高脂血症、認知症、糖尿病などは、更年期以降、特に気をつけたい病気です。

見方を変えれば、更年期の不調は、**「これまでと同じ生活をしていると危ないですよ」というアラーム**ともいえるでしょう。

これからの人生を快適に過ごすために、食事、運動、睡眠といった生活習慣を見直す絶好のチャンスとして、更年期を利用してくださいね！

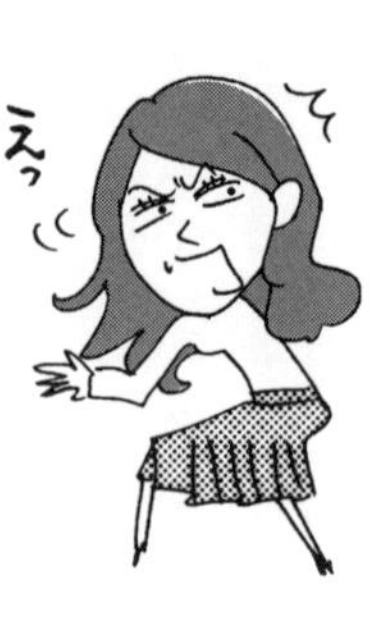

更年期あるある「ドクターショッピング」を防ぐ受診のコツ

では、原因がよくわからない不快な症状、不安な症状で悩んだら、医療機関の何科を受診すればよいのでしょうか？

ケースバイケースですが、**40歳以上なら婦人科にまずは相談**してみましょう。

更年期にありがちなのが、いくつもの医療機関を転々としてしまうドクターショッピング。ある女性は、目の乾きがひどいことから眼科に行きますが症状は改善せず、さらにもらった薬が上手く飲み込めないほど喉の粘膜が乾燥し、今度は耳鼻咽喉科へ。実は、コレ、私の母の話。いま思えば、**粘膜の乾きは典型的な更年期症状**。婦人科を訪ねていたら、もっと早く母（と私）の悩みは解消されたのかも……（トホホ）。

ちなみに、医療経済学が専門の西村周三先生によると、更年期世代のドクターショッピングによる過剰医療費、過剰検査費に**全国で年間約600億円(!)**も使われているそうです。更年期の正しい知識を持てば、だいぶ減らせそうですね。

そして、これがとっても重要なので覚えておいてほしいのですが、婦人科を受診するときは、**あらかじめ必要なことをメモして持参**してください。

仕事柄、婦人科のお医者さんからお話を聞くことが多いのですが、みなさん「一つ困ってることがありまして……」と申し訳なさそうに打ち明けられることがあります。**「更年期の女性は、話が長い**んです……」と。

お伝えした通り、更年期の症状には、もの忘れや判断力の低下があります。そうでなくとも、要領よくまとめて話すのは技術のいること。不安なことがあったり体調が悪かったりというときだったら、うまくできなくて当然です。

「お医者さんの顔を見たら緊張して、なんだか言葉が出てこなくなっちゃって……」とならないよう、少なくとも「気になる症状は何か」「これまでの受診歴と服用中の薬」「改善したいこと・知りたいこと」の3つと、最終月経についてのメモは忘れずに!

婦人科を受診する際に押さえておきたいこと

気になる症状は？

**これまでの受診歴・いま飲んでいるお薬など
（お薬手帳があれば持っていきましょう）**

改善したいこと・知りたいこと

最終月経　　　月　　　日 〜　　　月　　　日

（期間・周期・量など）

いろいろ考えていても、
お医者さんの前で
ど忘れしちゃうことは多いので、
メモを用意するのがベスト

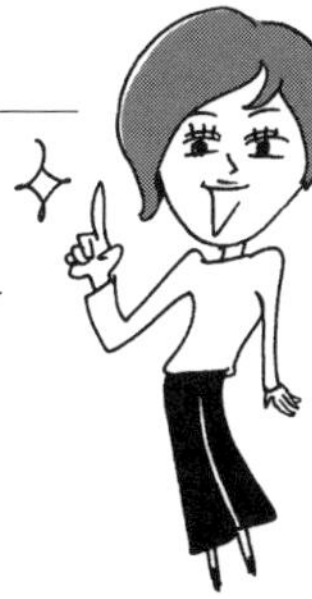

知っておきたい「更年期障害」の治療法

更年期の症状がツラく日常生活に支障が出るという場合は、**「更年期障害」**として治療の対象となります。最近は「更年期外来」などの名称を使っているクリニックや病院もあるくらい、一般的になりました。

症状の出方は人それぞれですし、万が一、別の病気の場合は早期発見になりますので、くれぐれもガマンや無理はせず、医療機関を利用しましょう。

「どんな治療が行われるのか事前に知っておきたい」という人のために、更年期障害の治療法についてもお伝えしておきますね。

更年期障害のために行われる一般的な治療の一つは**HRT（ホルモン補充療法）**。

これは、体内に不足している女性ホルモンを補充する方法で、症状を改善するだけでなく、骨粗しょう症や動脈硬化、脂質異常症、認知症など更年期以降に増えてくる病気の予防にも効果があるとされています。日本の普及率は1・7%と低い数値ですが、**欧米諸国では閉経前後30%〜40%の女性が利用する**スタンダードな治療法です。

投薬方法も、最近はジェル状の塗り薬や皮膚に貼るシール状のものなどもあって副作用も改善されるなど、年々進化しています。

また、**漢方薬**を使った治療もあります。漢方は虚証《きょしょう》・実証《じっしょう》などその人の体質に合わせて薬を処方しますので、同じ症状の人でも効く薬は違います。エキスを抽出した粉薬や錠剤など薬局で買えるものもありますが、「知り合いの勧めで……」と安易に選ぶよりも、専門の医療機関を受診して体質に合ったものを処方してもらうのが確実です。

医療機関にかかるべきかどうか悩んだら、「簡略更年期指数（SMI）」チェックシート（68ページ）も目安になりますので、ぜひ利用してみてくださいね。

男性にも更年期があるって、ホント？

「更年期」というと女性だけのもののようですが……実は男性にもあるんです！
男性は女性と比べると性ホルモン（テストステロン）はゆるやかに低下していく傾向にあります。でも、ストレスなどによって急激に減ることもあり、そうなると女性と同じようにさまざまな症状に悩まされることになります。発症するのは40代後半頃からで、最も多いのは50〜60代です（70〜80代で症状を訴える方も）。

やっかいなのは、**男性更年期障害はうつ病とまちがえられる**ことが多いこと。男性ホルモンの減少というと、性欲の減退やED（勃起不全）などの症状はすぐ思い浮かびますが、精神面への影響も大きいのです。

ですから、大切なのは更年期のうつ症状とうつ病の見極め。うつ症状というと、まず精神科と考えますが、一部の抗うつ剤にはテストステロンを減少させてしまう薬もあり症状の悪化につながることもあります。

そこで覚えておいていただきたいのは、更年期のうつ症状は一過性の気分変調だということ。一時的なもの忘れや気持ちの落ち込み、睡眠障害などです。

もし、**死にたくなる気持ち（希死念慮）が起きる場合は精神科を受診**してください。

医療機関にかかる目安として、69ページのチェックシートも参考にしてくださいね。

本人がどう感じているのかも重要です。仮にシートで軽度という判定が出ても、ツラさを感じているのであれば、**泌尿器科や男性更年期外来、メンズヘルス外来**がある医療機関を我慢しないで受診したほうがよいでしょう。

いずれにしても、本人はもちろん、周囲の理解も大切。ツラいとき相談できる人がいると大事になる前に対処できます。**話すだけで楽になる**ケースも多いんです。

「男のくせに……」「男たるもの……」という一昔前の価値観からは卒業して、弱さや困難にも向き合える「本当の強さ」を男女問わず身につけたいですね！

更年期症状を自己チェック！　～女性版～

簡略更年期指数（SMI）

症状	強	中	弱	無	点数
1 顔がほてる	10	6	3	0	
2 汗をかきやすい	10	6	3	0	
3 腰や手足が冷えやすい	14	9	5	0	
4 息切れ、動悸がする	12	8	4	0	
5 寝つきが悪い、眠りが浅い	14	9	5	0	
6 怒りやすく、イライラする	12	8	4	0	
7 くよくよしたり、憂うつになる	7	5	3	0	
8 頭痛、めまい、吐き気がよくある	7	5	3	0	
9 疲れやすい	7	4	2	0	
10 肩こり、腰痛、手足の痛みがある	7	5	3	0	
				合計	

注：どれか1つでも症状が強く出れば「強」とします
【強】症状があり、生活に支障が出ることがある
【中】症状はあるが、生活に支障が出ない程度
【弱】症状があるかもしれない

更年期症状の評価基準

合計点数による自己採点の評価表		45歳～55歳の女性において
0～25点	異常なし	20％強
26～50点	食事・運動に注意を	40％強
51～65点	更年期・閉経外来を受診すべき	20％強
66～80点	長期にわたる計画的な治療が必要	10％強
81～100点	各科の精密検査に基づいた 長期の計画的な治療が必要	数％

出典）小山嵩夫：更年期・閉経外来―更年期から老年期の婦人の健康管理について―，日本医師会雑誌109：259－264，1993

更年期症状を自己チェック！　～男性版～

加齢男性症状調査表（AMSスコア）

症状		強	重	中	軽	無	点数
1 総合的に調子が思わしくない	身	5	4	3	2	1	
2 関節や筋肉の痛み	身	5	4	3	2	1	
3 ひどい発汗	身	5	4	3	2	1	
4 睡眠の悩み	身	5	4	3	2	1	
5 よく眠くなる、しばしば疲れを感じる	身	5	4	3	2	1	
6 いらいらする	心	5	4	3	2	1	
7 神経質になった	心	5	4	3	2	1	
8 不安感	心	5	4	3	2	1	
9 からだの疲労や行動力の減退	身	5	4	3	2	1	
10 筋力の低下	身	5	4	3	2	1	
11 憂うつな気分	心	5	4	3	2	1	
12 「絶頂期は過ぎた」と感じる	性	5	4	3	2	1	
13 力尽きた、どん底にいると感じる	心	5	4	3	2	1	
14 ひげの伸びが遅くなった	性	5	4	3	2	1	
15 性的能力の衰え	性	5	4	3	2	1	
16 早朝勃起（朝立ち）の回数の減少	性	5	4	3	2	1	
17 性欲の低下	性	5	4	3	2	1	
						合計	

AMSスコアの評価基準

合計点数	
17～26点	男性更年期障害ではない
27～36点	軽度男性更年期障害の可能性
37～49点	中等度男性更年期障害の可能性
50点以上	重度男性更年期障害の可能性

(出典)HeinemannらによるAgingmales'symptoms（AMS）スコア：
『加齢男性性腺機能低下症候群診療の手引き』を元に作成

薬もサプリもいらない、天然のホルモン補充法がある⁉

さて、お待たせいたしました。

いよいよいますぐできる更年期対策実践編をお教えしましょう。

実は、病院に行かずにできるホルモン補充法があるんですよ！

え？　女性ホルモンに似た作用をするイソフラボンが豊富な大豆を食べたり、サプリを飲んだりするんでしょ、ですって？　いえいえ、そうじゃないんです。

それに残念ながら、**イソフラボンの健康効果を享受できる日本人は約半分**ほど。その人の腸内環境によっては、大豆製品を摂っても効果は得られないんです。腸内環境を整えるサプリもありますが、それだって飲み続ける必要があります。

さらに、女性ホルモンも万能ではありません。美と健康を守ってくれるメリットもあれば、乳がんや子宮体がんなどのような命に関わる病気を育ててしまうデメリットも併せもっています。

現在、新たに注目されているホルモン補充療法は、なんと**男性ホルモンを補う療法**。女性ホルモン補充療法で改善されなかった人への次の手として男性ホルモンの主な成分であるテストステロンを補充する方法があるんです。

これは、男性ホルモンの「好奇心や闘争心、リーダーシップ、さらには性的活力をアップさせる」というメリットを期待するものですが、残念ながら欧米や最新の治療現場での話。日本では、副作用の問題などもあり、まだ一般的ではありません。

私がみなさんにご紹介する方法は、副作用なしで安全に男性ホルモンのレベルを上げられる方法、かつ、ほぼすべての人に効果があるものです。その方法は……、

ズバリ運動!

運動をすると男性ホルモンのレベルが上がることが研究で証明されているんです。

……ん？

なんだかリアクション薄い方がいますね。

意外性がない？　あたり前すぎる？　男性ホルモンはいらない!?　ですか？

忙しくてそんな時間がない？　そう！　たしかに40～50代は忙しいんです。

もうすでに週1でヨガに通ってるから、運動じゃない方法が知りたい？　なるほど。

みなさんのお気持ち、よくわかりました！

私がみなさんにお伝えするのは、

忙しくて運動する時間も場所も機会もない。

今すでにヨガなどの運動をしている。

本音をいうと、**あまり運動が好きじゃない……。**

そんな人たちに、効果バツグンのとっておきの方法です。

こうした要望は、実は、更年期経験者の先輩女性たちからもたくさんあがっていました。アンケートをとると、多くの方が「運動不足を感じている」と答えながらも、なかなか解消できない現実があるんですね。現状に即した打開策を見つけようと、多くの更年期経験者からの声と、フィットネスインストラクターとしての経験と知識をもとに試行錯誤。そうして生まれたのが**「ちぇぶら体操」**です。

これまでセミナーで紹介し、たくさんの方から、

「**便秘、不眠、肌荒れ、頭のモヤモヤ感まで次々改善**してびっくり」
「**飲んでいた薬が手放せました。**薬を飲んでいたときより体も心も快調です！」
「自信がついて仕事にも意欲的になれました」
「ちぇぶら体操、**すき間時間にできる**ので毎日続けています」

こんな感想をいただいて、私も元気になる毎日です。男性ホルモンは肌つやをよくする働きもありますから、毛嫌いするのはもったいないですよ。

では、次の章で、さっそく「ちぇぶら体操」をご紹介していきましょう！

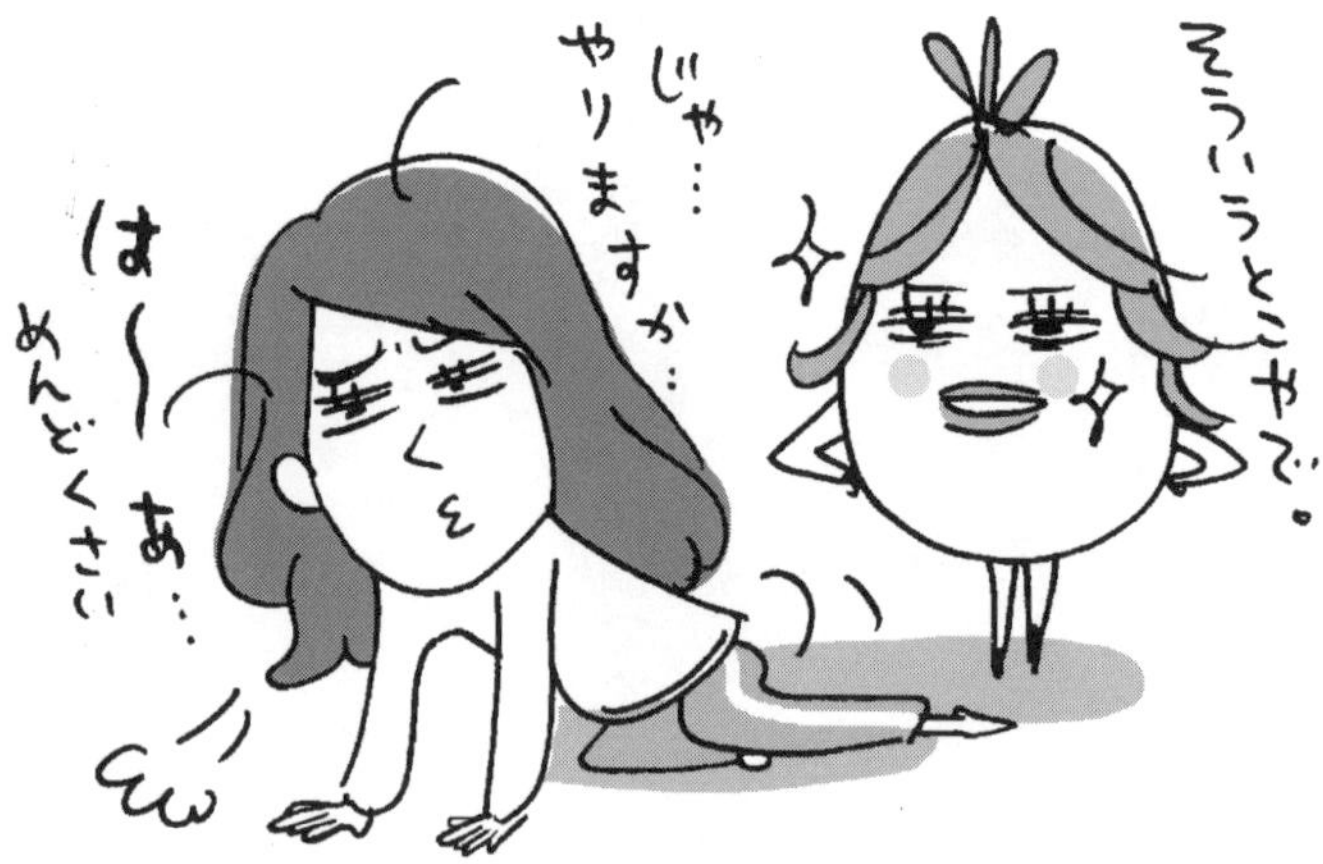
そういうとこやで。
じゃ…やりますか…
は〜あ…めんどくさい

第3章

お金・時間・道具いらず「ちぇぶら体操」でカラダづくり習慣

「がんばらんのが身につくコツや」と教えられる

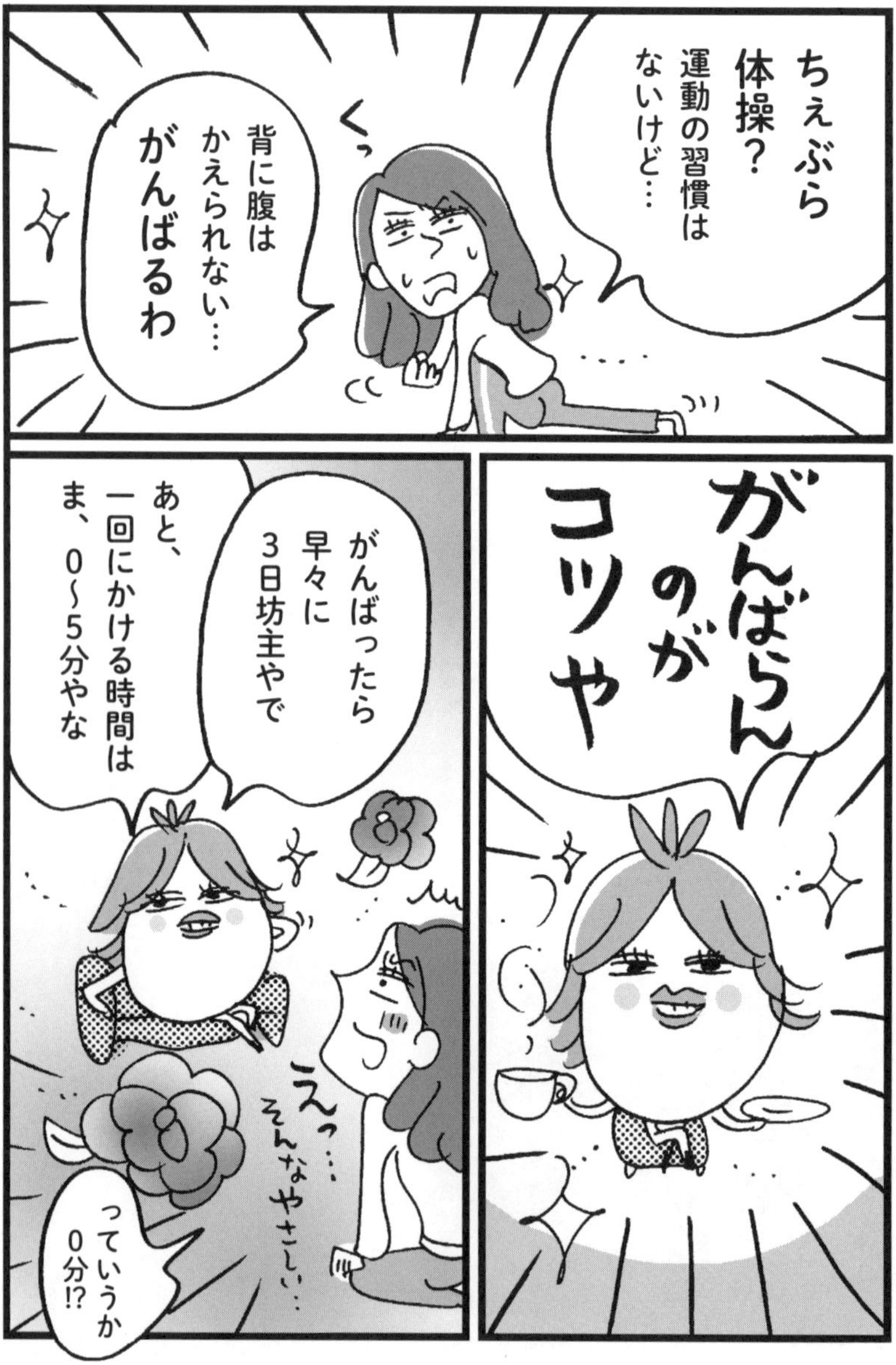
ちぇぶら
体操？
運動の習慣は
ないけど…
くっ
背に腹は
かえられない…
がんばるわ
がんばらん
のが
コツや
がんばったら
早々に
3日坊主やで
あと、
一回にかける時間は
ま、0～5分やな
えっ…
そんなやさしい…
っていうか
0分!?

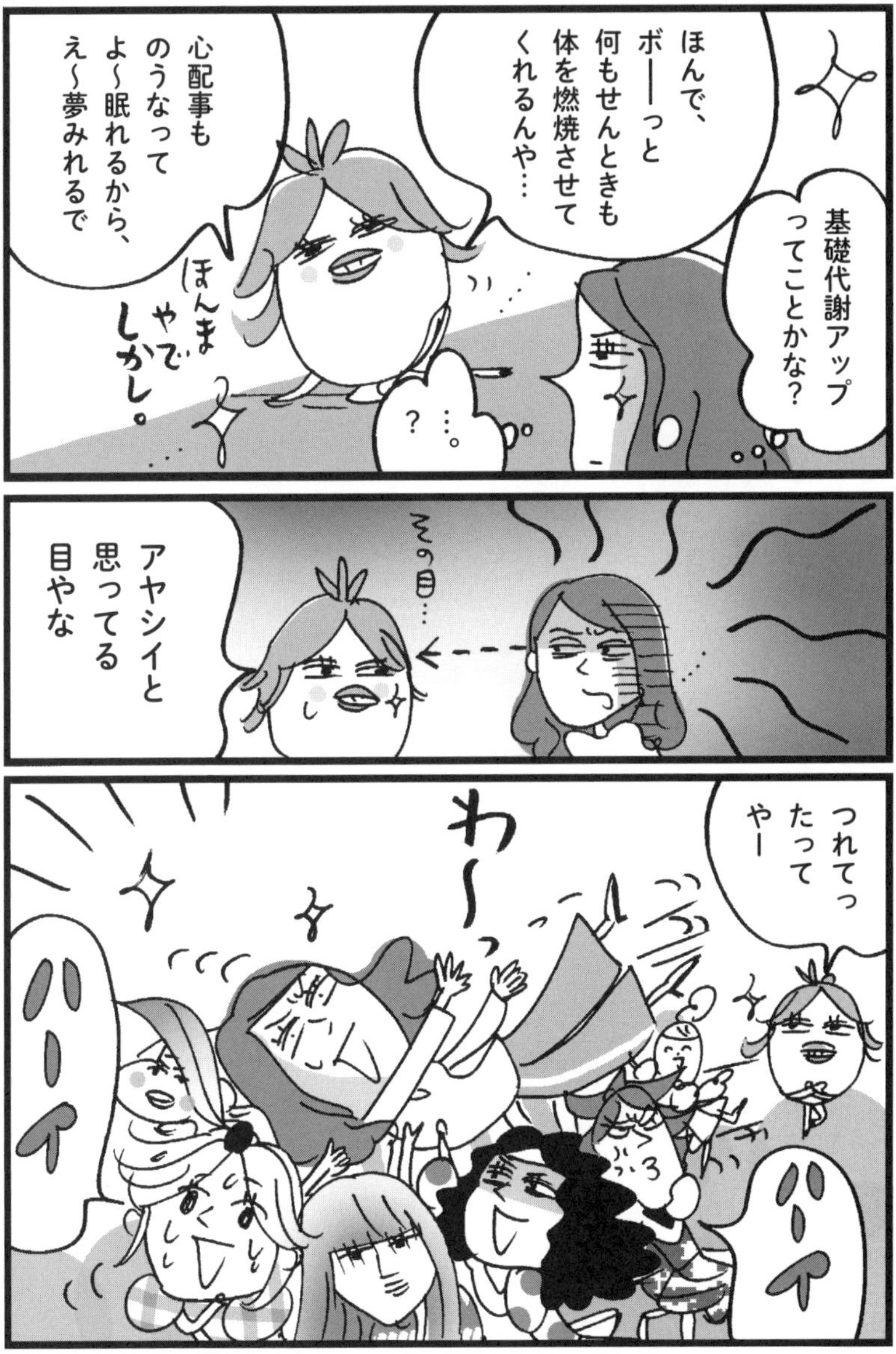
基礎代謝アップってことかな？
ほんで、ボーーっと何もせんときも体を燃焼させてくれるんや…
心配事ものうなってよ～眠れるから、え～夢みれるで
ほんまやでしかし。
？…。
その目…
アヤシイと思ってる目やな
つれてったってやー
わ～っ
ハーイ
ハーイ

「40代のカラダ事情」に合わせた体操、できました！

人生後半への上手なシフトチェンジのためには、運動の習慣化が不可欠。

そうわかっていても、なかなかできないのが現実です。

厚労省の「平成30年国民健康・栄養調査結果の概要」によれば、**運動習慣のある女性はこの10年間で減少**しています（ちなみに、この調査での運動習慣とは1回30分以上の運動を週2回以上実施、1年以上継続していること）。

社会で活躍する女性が増えれば、それだけ忙しい女性が増えるのは当然ですね。


運動したくても、仕事や家族のことで時間がなかったり、地域での役割もあったり、引っ越し、転勤など住む場所が変わったり、親の介護もそろそろ視野に……と独身、既婚、一人暮らし、実家暮らしなど形が違えど抱えることの多さは変わりません。

多忙が重なっても、20代、30代は乗り切れたことが、あるときからひっかかりはじめる……それが体の転換期である40代以降。

かといって、不調のためだけに今の生活を根こそぎ変えることは……むずかしいですよね。

というわけで、

今の生活のまま取り入れられて、**「40代のカラダ事情」**に合わせた体操、開発しました！

私は、フィットネスインストラクターとして十数年活動していますが、その間、整体、ピラティス、バランスボール、リフレクソロジー、経絡、アロマテラピーほか専門医のもとで医学的な知識を学んできました。それらの知識と経験を総結集！

フィットネスの指導や更年期のセミナーで参加者のみなさんからの声を取り入れ、開発したエクササイズ、それが**ちぇぶら体操**です。

「自律神経のバランス力」&「代謝アップに効果的な筋力」がキモ

健康によいスポーツや体操はいろいろありますが、更年期の症状に特に効果を発揮するのが、ちぇぶら体操の特長です。

自律神経を整える力、そして筋力、この2つが効率的に身につくのがその秘密です。

実際に、セミナー参加者にちぇぶら体操をしてもらい、運動の前後で簡略更年期指数（69ページ）をチェックしたところ、**症状が大きく改善**したことが判明。**即効性**も期待できる方法です。次のページのグラフがその結果です。

ちなみに、この調査結果を2018年の国際閉経学会（IMS）の国際会議で発表したところ、大きな反響がありました。

更年期の支援や研究をしている世界中の仲間との交流のきっかけになり、さまざまな国の更年期事情を知るネットワークになっています。

軽度の運動前後の更年期症状(更年期指数)の変化

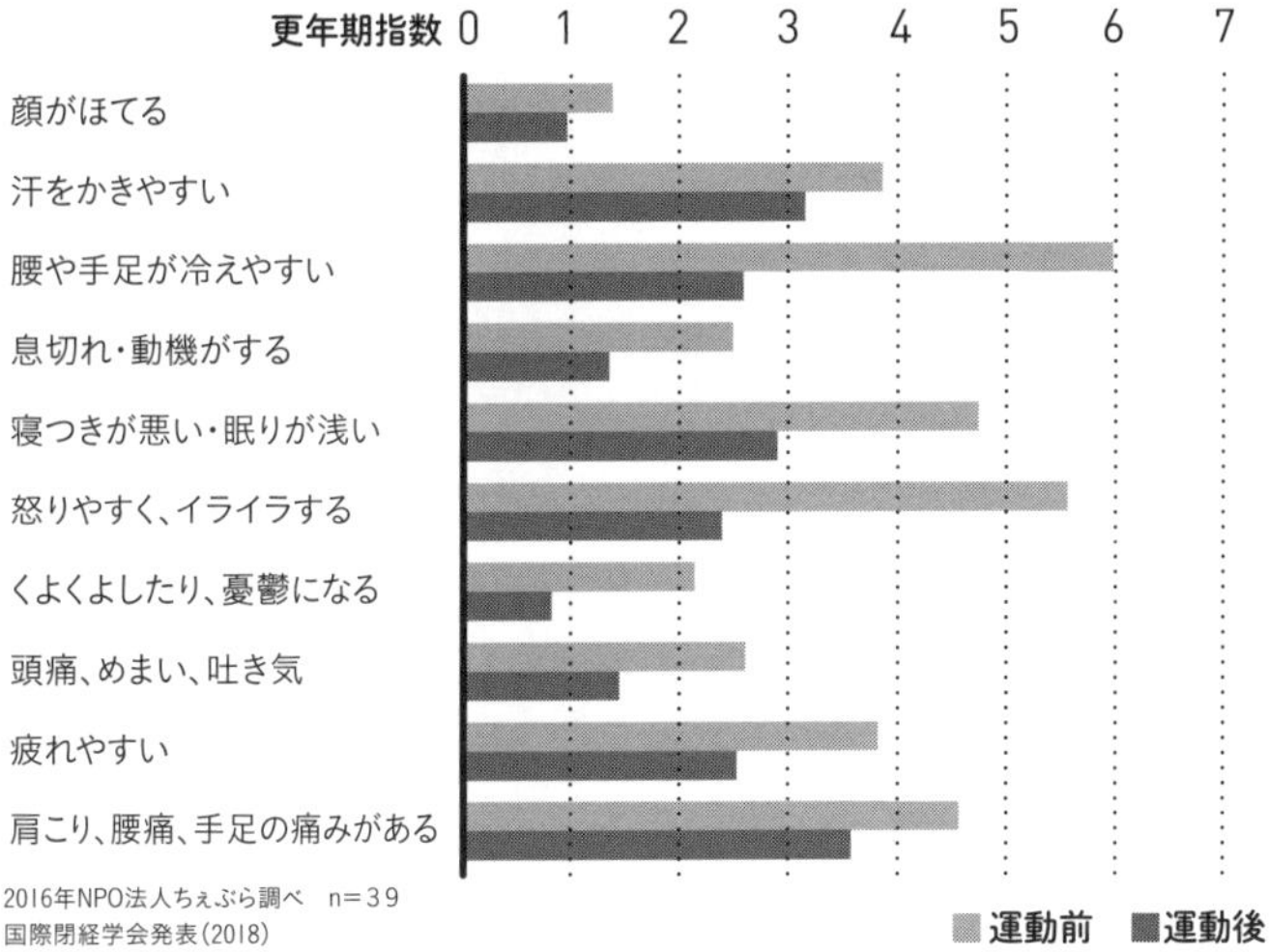

2016年NPO法人ちぇぶら調べ　n=39
国際閉経学会発表(2018)

約20〜30分、
椅子に座って体を動かす程度でも、
運動後に更年期症状が緩和されているのがわかる

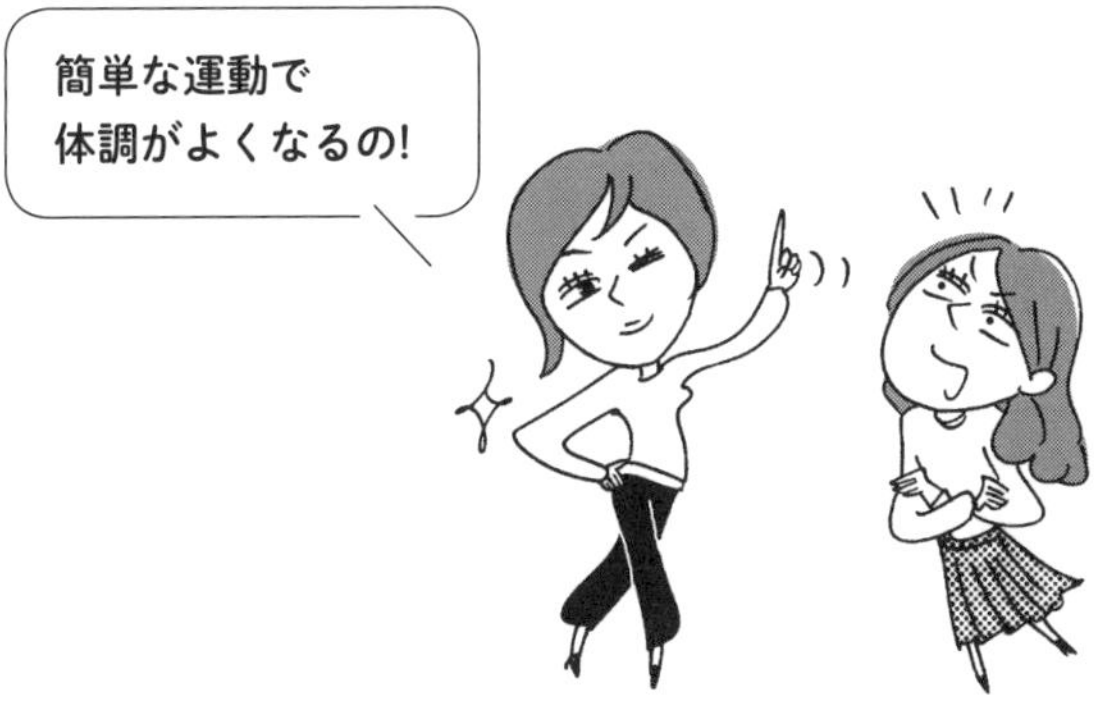

週1のヨガ、ピラティス、水泳以上に効果があるヒミツ

ヨガ、ピラティス、水泳などに通っている人、週末に仲間と集まってスポーツをする人、**その習慣はぜひ続けるべき**です。だれかと一緒にやるからこそ続けられたり、気の合う人と交流して楽しんだりできますから。

でも、それでも不調があるなら……、ぜひ、ちぇぶら体操を**日常にプラス**で取り入れてみてくださいね。

「スポーツやエクササイズなどで体を動かす習慣がある」と思っている人でも、それが**更年期世代の女性にとって適切な質と分量**を満たしているか、というと、残念ながらそうではないかも……。それに、週1回1〜2時間ほどの運動よりも、残りの6日と22〜23時間をどう過ごすかのほうが、ダンゼン体への影響は大きいんです！

「日々の習慣にできて」「知らないうちに体に働きかける効果がある」

これがちぇぶら体操ですが、開発にあたって意識したのは3つのこと。

1つめは、**すきま時間や何かをしながら**できる、こと。

ご飯を食べながら、バスや電車を待つあいだ、コピーをとりながら、子どもと遊びながら、買い物の帰り道に、お風呂に入りながら……など、いつでもどこでもできます。さらに、かかる時間は、長くても**1回3分**ほど。しかも、やった直後からコリがほぐれてリフレッシュできたり、やる気が出たり、気持ちがリラックスしたりと**即効性のあるメニュー**を多く取り入れているのもポイントです。

手軽にできて効果を実感しやすい、というのが実践者のみなさんの声。これが、ちぇぶら体操を習慣化できる一番の理由のようです。

2つめは、**代謝アップに効果的な筋力づくり**に重点をおいていること。

若いころは食べすぎ飲みすぎがあってもスリムな体形を維持できたのに、最近お腹まわりがボリューミーに……というのは40代前後のカラダあるある。

女性ホルモン（エストロゲン）には脂肪の燃焼を助ける働きがあるので更年期は太りやすくなります。基礎代謝も落ちるので、効率的に代謝を上げてくれる筋肉を重点的に鍛えるのが効果的なんですね。代謝が上がると動いていないときも、**身体の機能をスムーズに働かせながら余分な脂肪を燃やしてくれる**んです。


3つめは、**自律神経のバランス力がつく**こと。

自律神経には「交感神経」と「副交感神経」があります。交感神経がオンになるのは運動しているときや緊張・興奮しているとき。副交感神経は寝ているときやリラックスしているときにオンになります。この切り替えが正常に作動しなくなることで、不眠や動悸、異常な発汗などなど、つまりは更年期の症状があらわれるわけです。

ちぇぶら体操には、この二つの自律神経にバランスよくスイッチが入るエクササイズがたくさん。起きたとき、寝る前など、**シーン別のメニューも紹介**しています。

ちぇぶら体操を今の生活にプラスして、大改革を体感してみてください！

ちぇぶら体操、ここがすごい！

～毎日の暮らしに無理なく取り入れて、からだ改革を！～

ここがすごい
01
すきま時間で**習慣化**できる！

ここがすごい
02
代謝アップの**筋力づくり**ができる！

ここがすごい
03
自律神経の**バランス力**がつく！

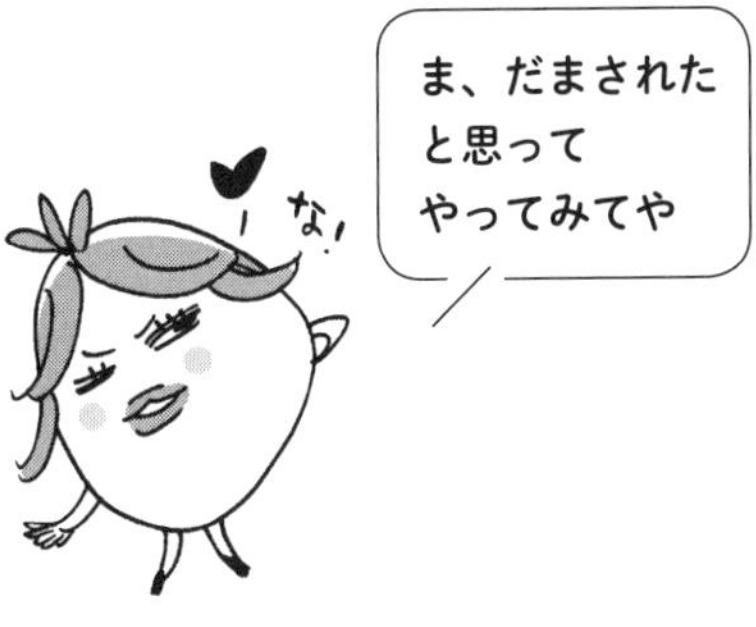

「忙しい」「面倒くさい」で後悔しないために…

さて、どんなに手軽さや効果をアピールしても腰が重い人もいると思います。

そんな人のために、衝撃の事実をお伝えしておきましょう。

40～50代の運動しない理由は、1位「仕事や家事が忙しいから」、2位「面倒くさいから」。では、60代では、どうなるかというと、**「年をとったから」**がトップに……（平成30年度「スポーツの実施状況等に関する世論調査」）。

また、60代で後悔することのトップは「定期的に運動やスポーツを行えばよかった」という調査もあります（第一生命経済研究所「ライフデザイン白書」）。

健康状態や足腰があまりよくないから、あえて運動を控えている、という方もいるでしょう。体のことを後回しにしていると、運動したくてもできない体、日常生活にも支障をきたす体になるという悲劇がすぐそこで待っているかもしれないのです。

「年をとったから」運動しない…？

	40代	50代	60代	70代
全体（人）	1687	11416	1647	1458
仕事や家事が忙しいから	**54.7**	**44.4**	26.6	15.2
面倒くさいから	37.0	33.6	24.9	14.3
年をとったから	18.9	25.8	**31.1**	46.0
お金に余裕がないから	24.2	18.9	13.5	8.3
子どもに手がかかるから	17.0	3.5	0.5	0.3
場所や施設がないから	11.7	9.7	8.4	5.7
運動・スポーツが嫌いだから	15.5	17.2	12.8	8.6
病気やけがをしているから	11.7	13.3	13.5	12.8
仲間がいないから	10.0	8.7	6.2	4.7
生活や仕事で体を動かしているから	9.2	11.4	12.6	12.0
運動・スポーツ以上に大切なことがあるから	8.1	7.9	6.3	5.6
指導者がいないから	2.6	2.3	2.2	1.6
その他	2.5	3.1	3.5	4.8
特に理由はない	9.6	15.0	20.0	23.4
わからない	1.9	2.6	3.0	2.4

「1年前と比べて運動・スポーツを実施する頻度が減ったまたはこれ以上増やせない（増やさない）理由」
（平成30年度「スポーツの実施状況等に関する世論調査」）より作成

「でも、日本の女性は長生きだって聞いたことあるけど……」

はい、そのとおり。日本人女性の平均寿命は世界第2位の87・14歳です。ところが、なんと**「寝たきり期間」は世界第1位**なんです！　日常生活を問題なく過ごせる健康寿命は74・79歳、ということは……、**介護が必要な期間が約13年間**もあることになります（！）。

「人生100年時代」と謳われるキャッチコピーの下をよーく見てみると、「10年前後の介護期間含む」という注意書きが小さい字で書かれてる、というオチ。

そんな未来……イヤだぁ〜!!　というあなた、大丈夫、ちぇぶら体操があります！

寝たきりになる原因の3割は筋力の低下です。

それを予防・改善するには、体の動く40代から習慣化しちゃえばいいんです。

今日明日の快適さはもちろん、10年後、20年後、30年後の快適さにつながります。

お金も時間もかからない、めっちゃ利率のいい投資だと思いませんか？

未来の自分へのプレゼント、ちぇぶら体操で「健康貯筋《ちょきん》」、はじめましょう！

第3章

お金・時間・道具いらず「ちぇぷら体操」でカラダづくり習慣

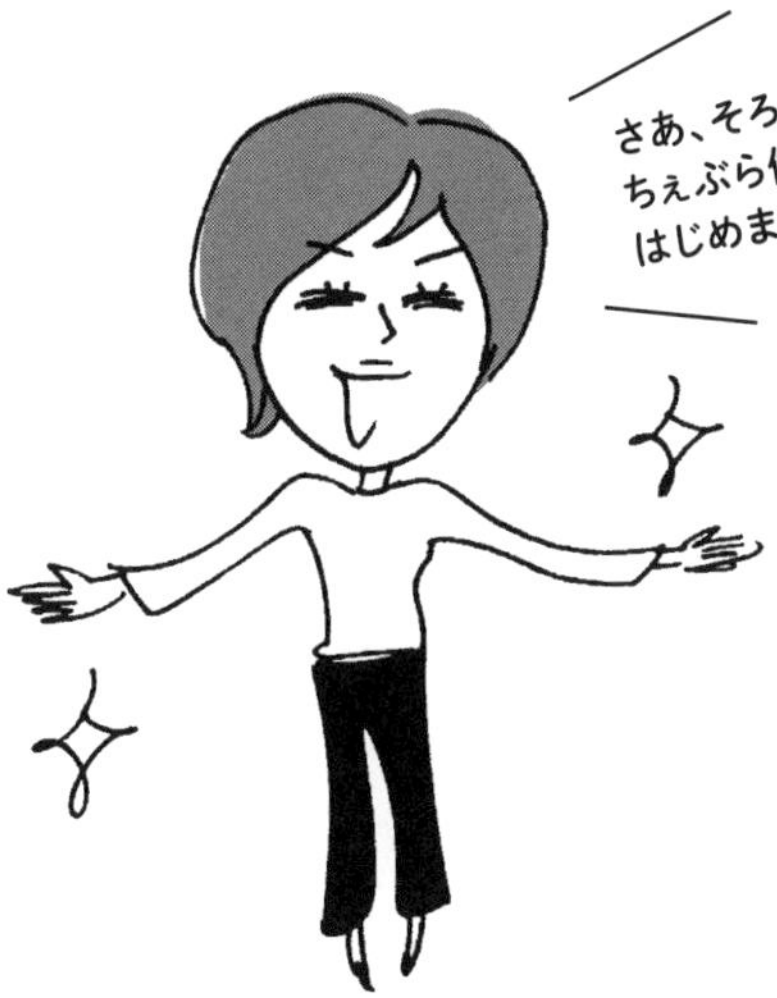

「ちぇぶら体操」習慣化への4か条

1 全部一度にやろうとしない

↓

一気にライフスタイルをまるごと変えようとするのではなく、少しずつ生活の中に取り入れてみる。まずは1日1つ以上、自分でセレクトして、〝健康貯筋〟を。

2 三日坊主でもOK！

↓

三日坊主を何回もやることでいつの間にか習慣になる。何もできなかった日があっても、また始めればOK！

3 「やる気」に頼らず、毎日の日課に組み込む

↓ モチベーションは浮き沈みするもの。やる気に頼るのではなく、食事のときは骨盤を起こす、顔を洗うときは脚の付け根から上半身を倒すようにするなど、毎日行っている日々のルーティンに組み込んで行ってみる。体操を忘れちゃいそうなときは、本書の体操ページをコピーしたり切り取ったりして、洗面台など見えるところに貼っておくのもオススメ☆

4 周囲の人に宣言する

↓ 友人や家族、SNSなどに「今日から、ちぇぶら体操をやる！」と宣言してみる。言葉にすることで、継続のスイッチが入ります。

いかがでしょうか。小さく始めて、何よりも楽しむことが、習慣化へのコツです。

ちえぶら体操 1

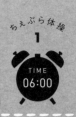

TIME 06:00

朝起きたら

10秒 全身ストレッチ

布団の上で、朝伸び&脇腹のばし。
寝ている間は同じ体勢が長く続き、朝は筋肉が凝っています。
体をぐーんと伸ばすと、血流が良くなり、全身に酸素が運ばれ、
体中がエネルギーでいっぱいになるんです!

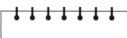

いつ・どこで

朝起きたときに
布団の上で

うれしい効果

全身の血流をよくする
全身のコリをほぐす
筋肉を目覚めさせる
二度寝の防止

1

仰向けで、息を吸いながら手足を縦方向に引っ張り合うように全身を伸ばしたら、体を緩めてリラックス。息を吐き出す

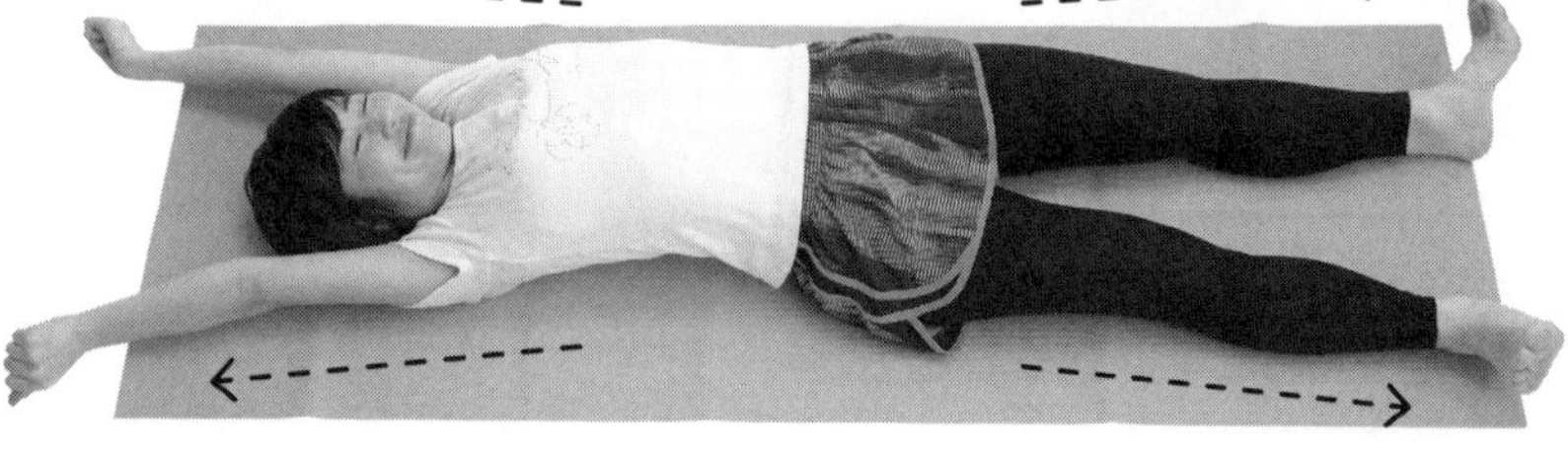

2 体が三日月の形になるように
体側をストレッチする

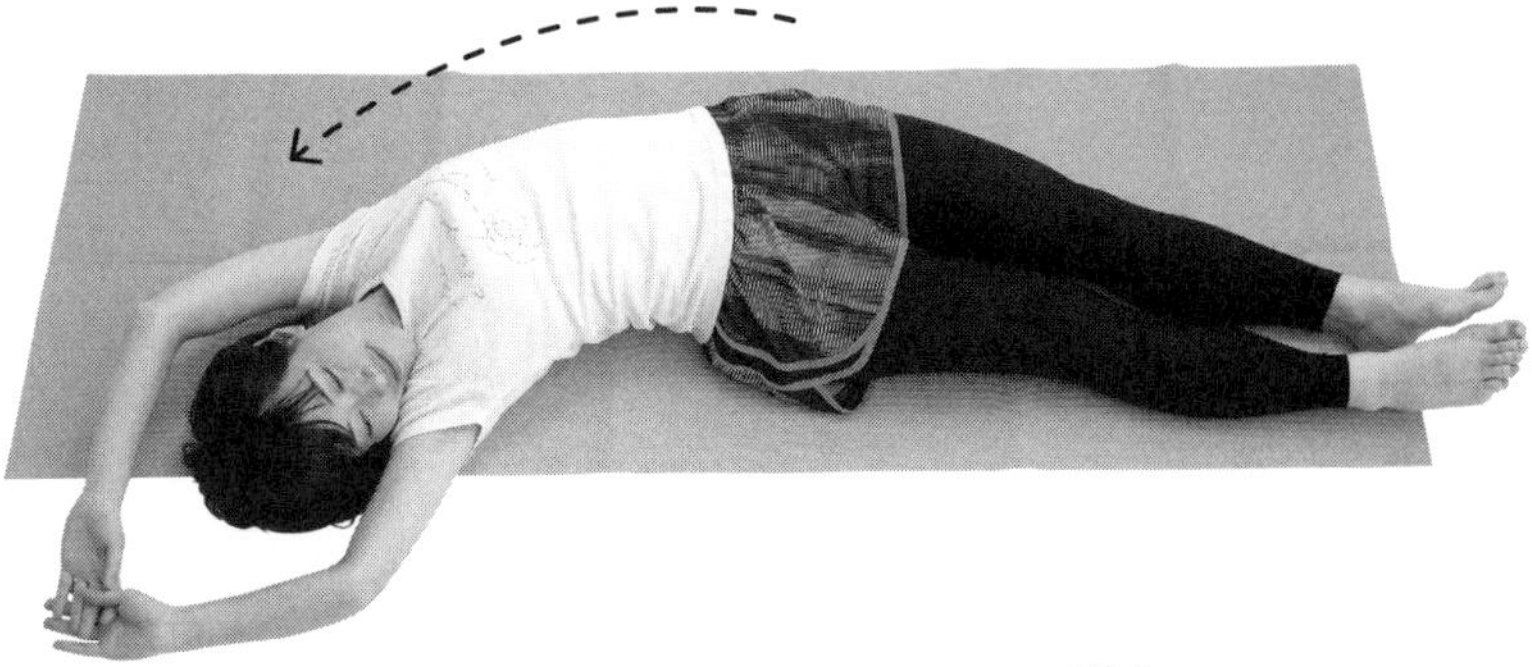

POINT
手足を上下に引っ張り合うようなイメージで、気持ちがいいと感じる程度に伸びる

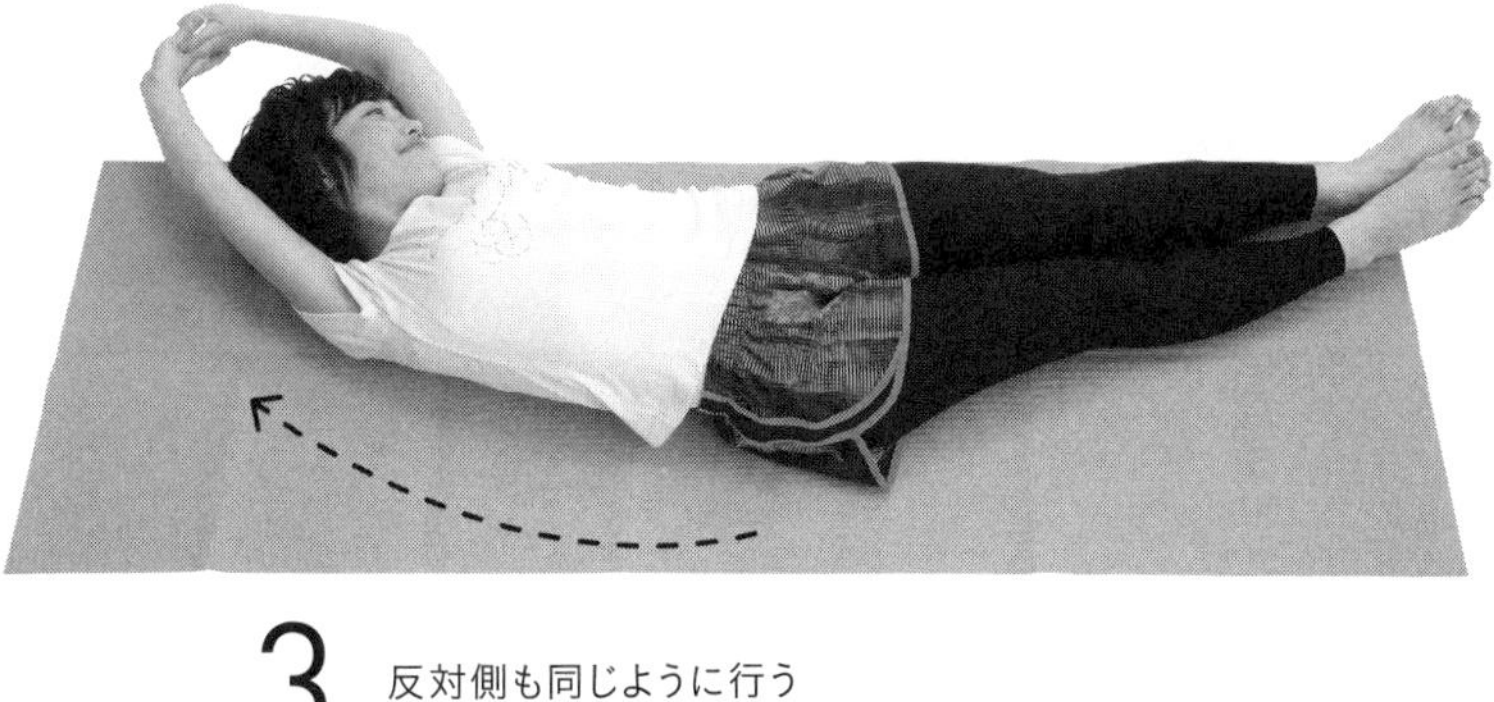

3 反対側も同じように行う

ちぇぶら体操 2

TIME 06:00

朝起きたら

手足ブルブル体操

「10秒全身ストレッチ」に続けてやるのが◎
手足を上げて揺らすことで、
末端の血管まで新鮮な血液や酸素がめぐります。
また、手足の筋肉を動かすことで、
脳に「起きるぞ！」という指令が届きます。
頭も体も動き出すウォーミングアップが完了！

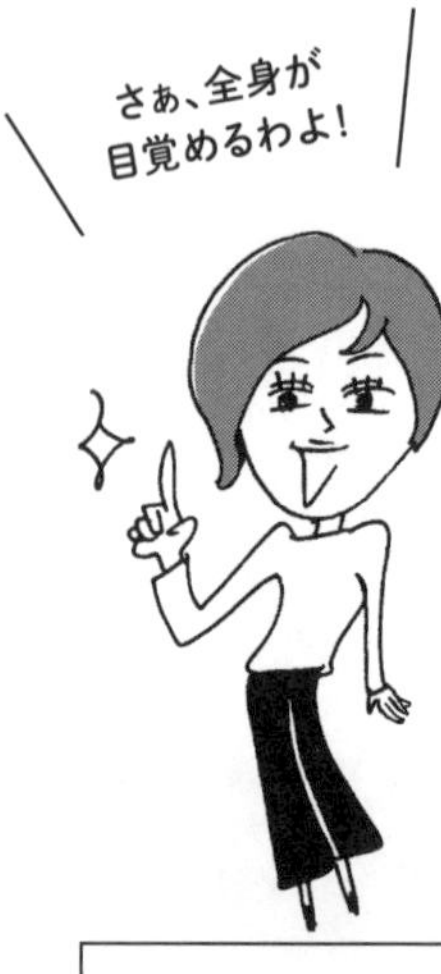

うれしい効果

全身の血流をよくする
むくみを解消
筋肉を目覚めさせる
二度寝の防止

いつ・どこで

朝起きたときに
布団の上で

POINT

膝は伸ばしても曲げてもOK。また、揺らすスピードも、ゆっくりでも速くてもOK！無理のない姿勢で、自分が気持ちいいと感じるように行う

1

布団の上で両手両足をあげる

2

両手両足を10秒程度ブラブラと動かす

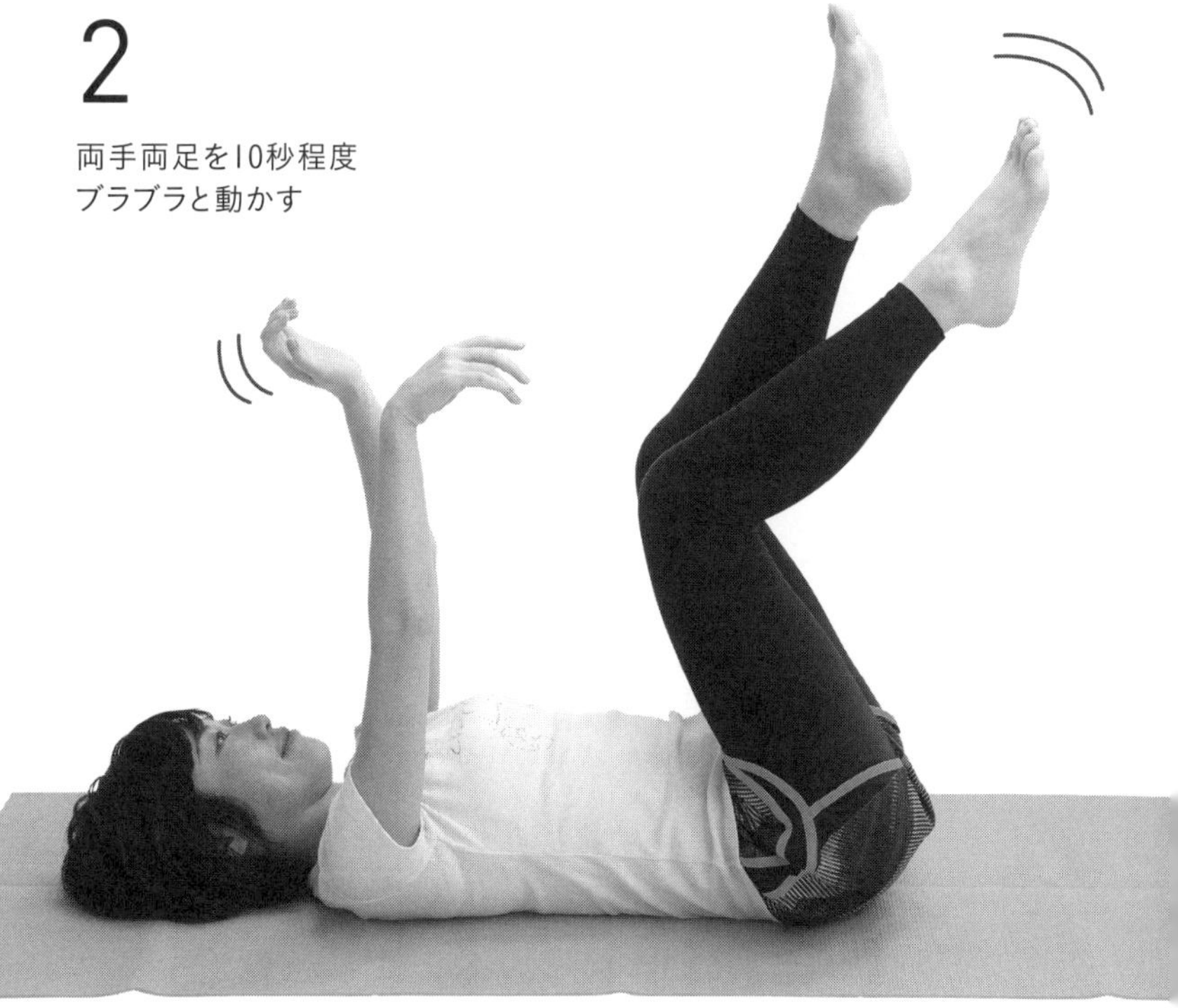

ちえぶら体操 3

TIME 06:10

顔を洗うとき

洗顔トレーニング

脚の付け根から上体を倒すことで、
体を支えるために必要な腹直筋や脊柱起立筋《せきちゅうきりつきん》を刺激します！
どちらも大きな筋肉なので、
鍛えると基礎代謝が上がってダイエットにも効果的です。

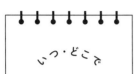

いつ・どこで

朝起きて、
洗面台で
顔を洗うとき

うれしい効果

腹筋・背筋トレーニング
代謝アップ

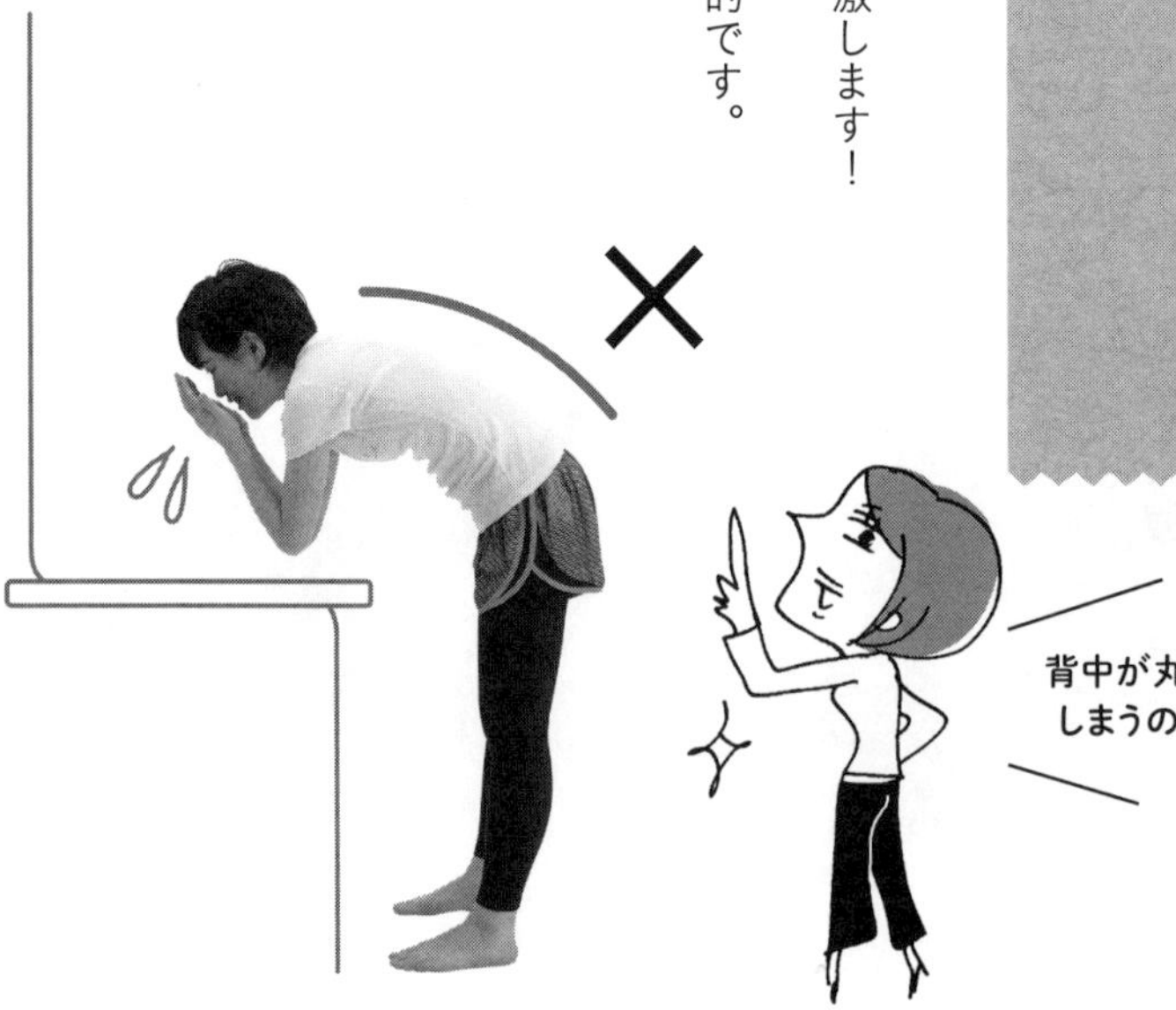

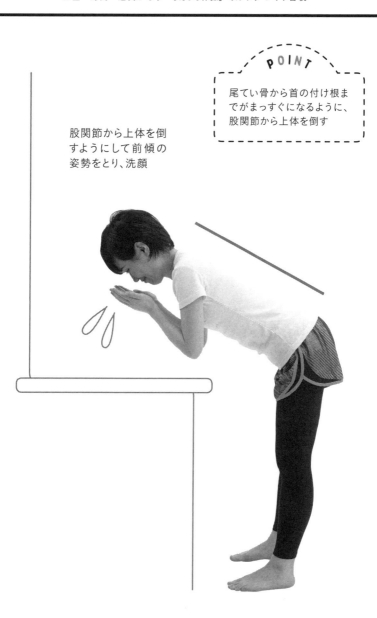

POINT

尾てい骨から首の付け根までがまっすぐになるように、股関節から上体を倒す

股関節から上体を倒すようにして前傾の姿勢をとり、洗顔

ちえぶら体操 4

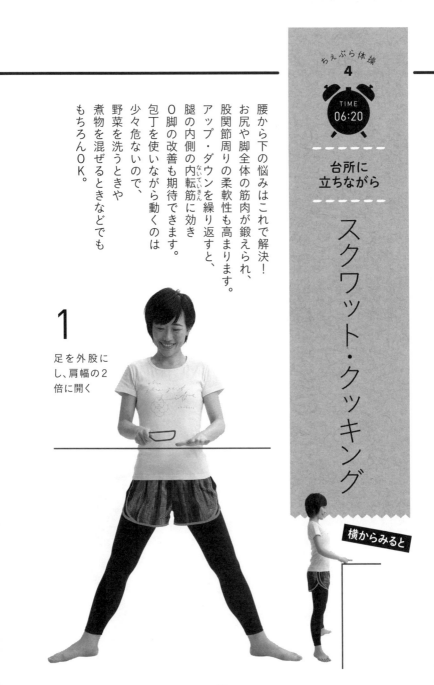

TIME 06:20

台所に立ちながら

スクワット・クッキング

腰から下の悩みはこれで解決！
お尻や脚全体の筋肉が鍛えられ、
股関節周りの柔軟性も高まります。
アップ・ダウンを繰り返すと、
腿の内側の内転筋《ないてんきん》に効き
O脚の改善も期待できます。
包丁を使いながら動くのは
少々危ないので、
野菜を洗うときや
煮物を混ぜるときなどでも
もちろんOK。

1

足を外股にし、肩幅の2倍に開く

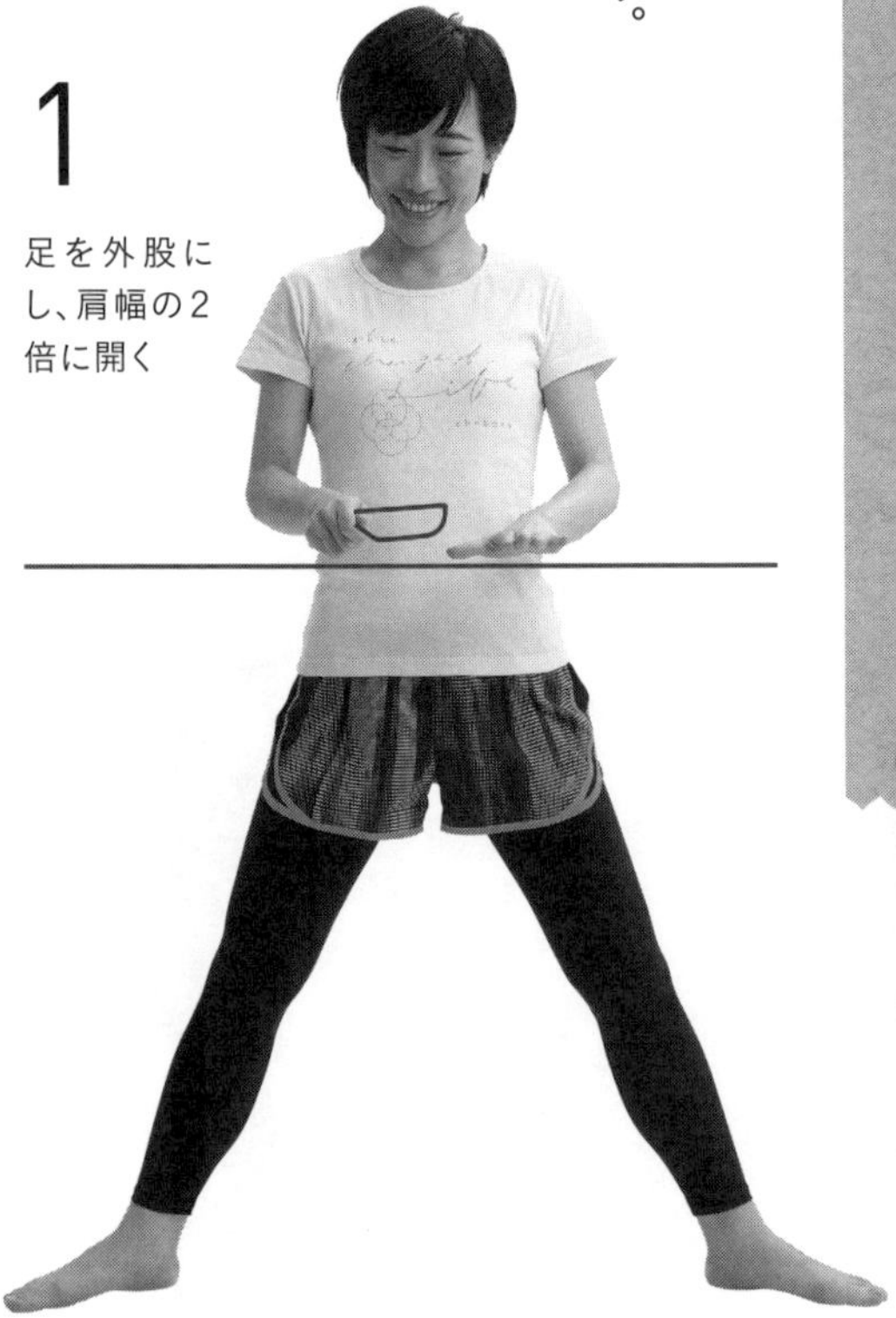

横からみると

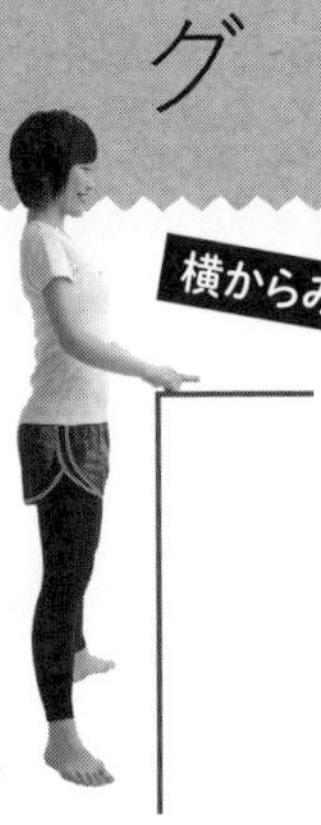

いつ・どこで

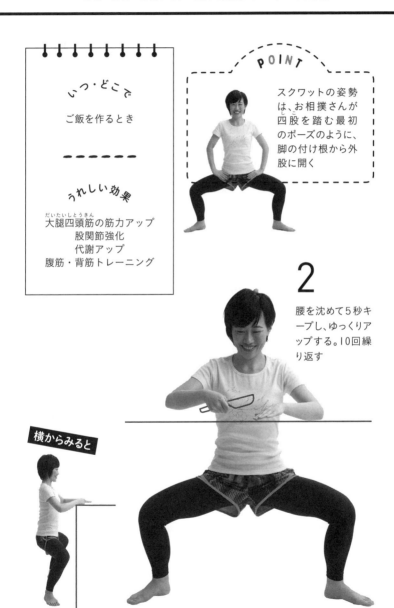

ご飯を作るとき

うれしい効果

大腿四頭筋《だいたいしとうきん》の筋力アップ
股関節強化
代謝アップ
腹筋・背筋トレーニング

POINT

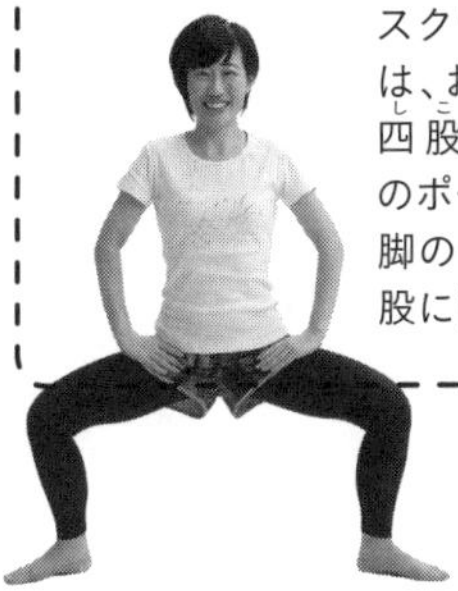

スクワットの姿勢は、お相撲さんが四股《しこ》を踏む最初のポーズのように、脚の付け根から外股に開く

2

腰を沈めて5秒キープし、ゆっくりアップする。10回繰り返す

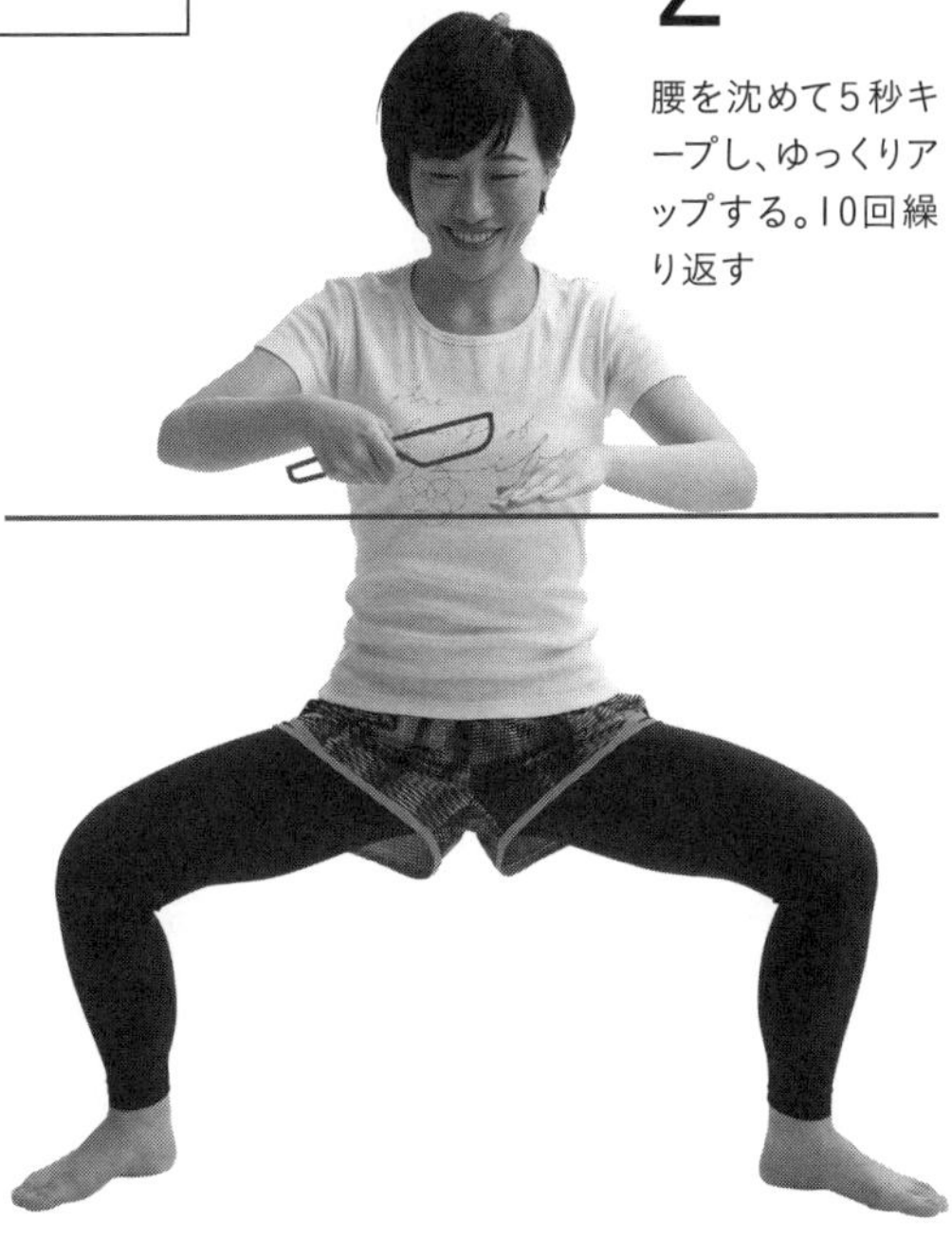

横からみると

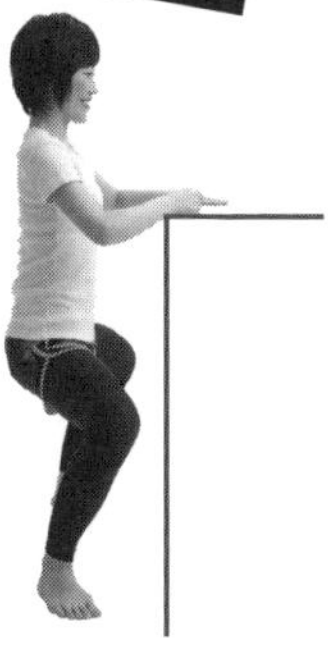

ちえぶら体操
5

TIME
06:20

ご飯を作るとき

ウエストくびれダンシング・クッキング

骨盤を引き上げるように動かすことで、腹斜筋《ふくしゃきん》が鍛えられてウエストラインがシェイプアップ！

最初はカッコよく動けなくても、楽しく体操ができればＯＫ！

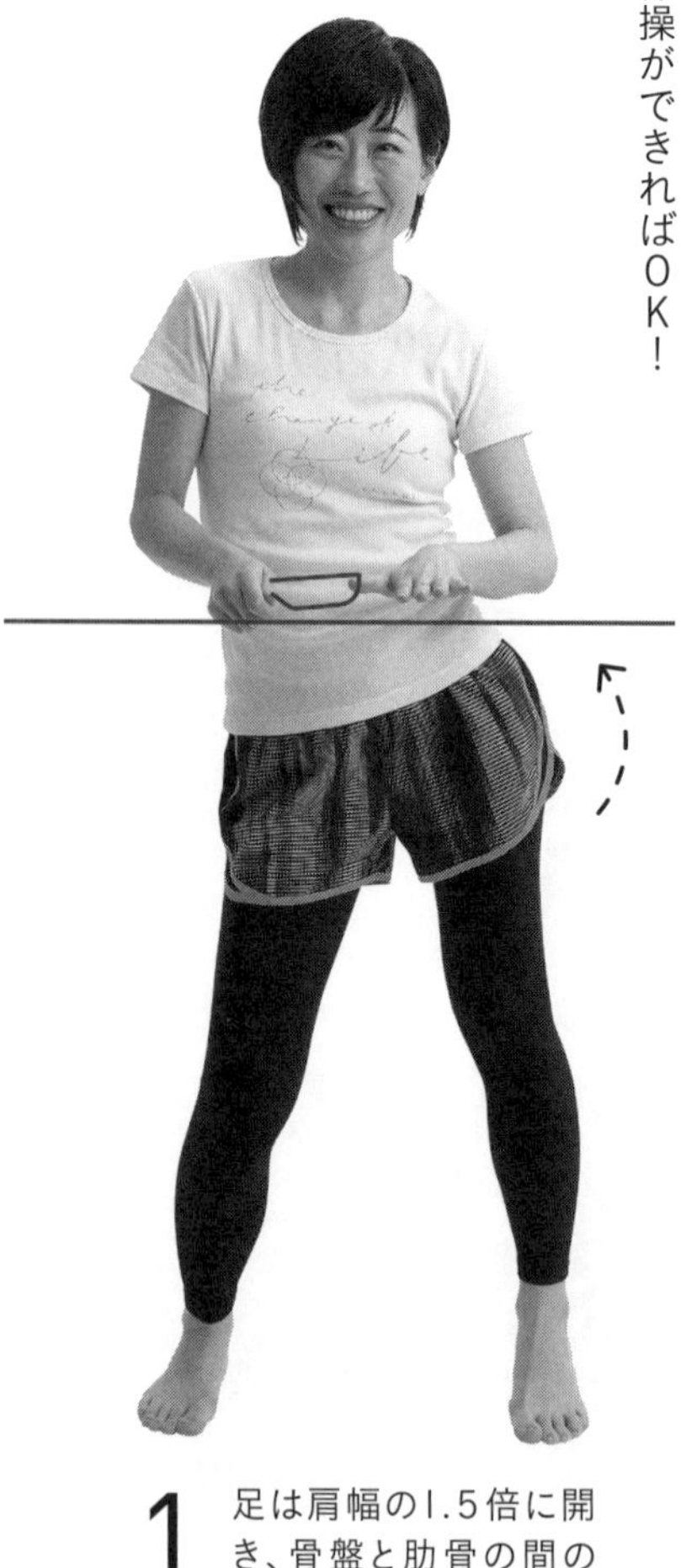

1 足は肩幅の1.5倍に開き、骨盤と肋骨の間の脇腹の筋肉を縮めて、伸ばす

POINT

肩の高さはなるべく変えないように水平に保ったまま、骨盤だけを左右に傾ける。テンポのいい音楽をかけてやってみて。膝を柔らかく保つと動かしやすい

いつ・どこで

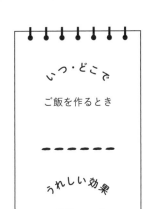

ご飯を作るとき

うれしい効果

代謝アップ
くびれ
便秘解消
脇腹の筋力アップ

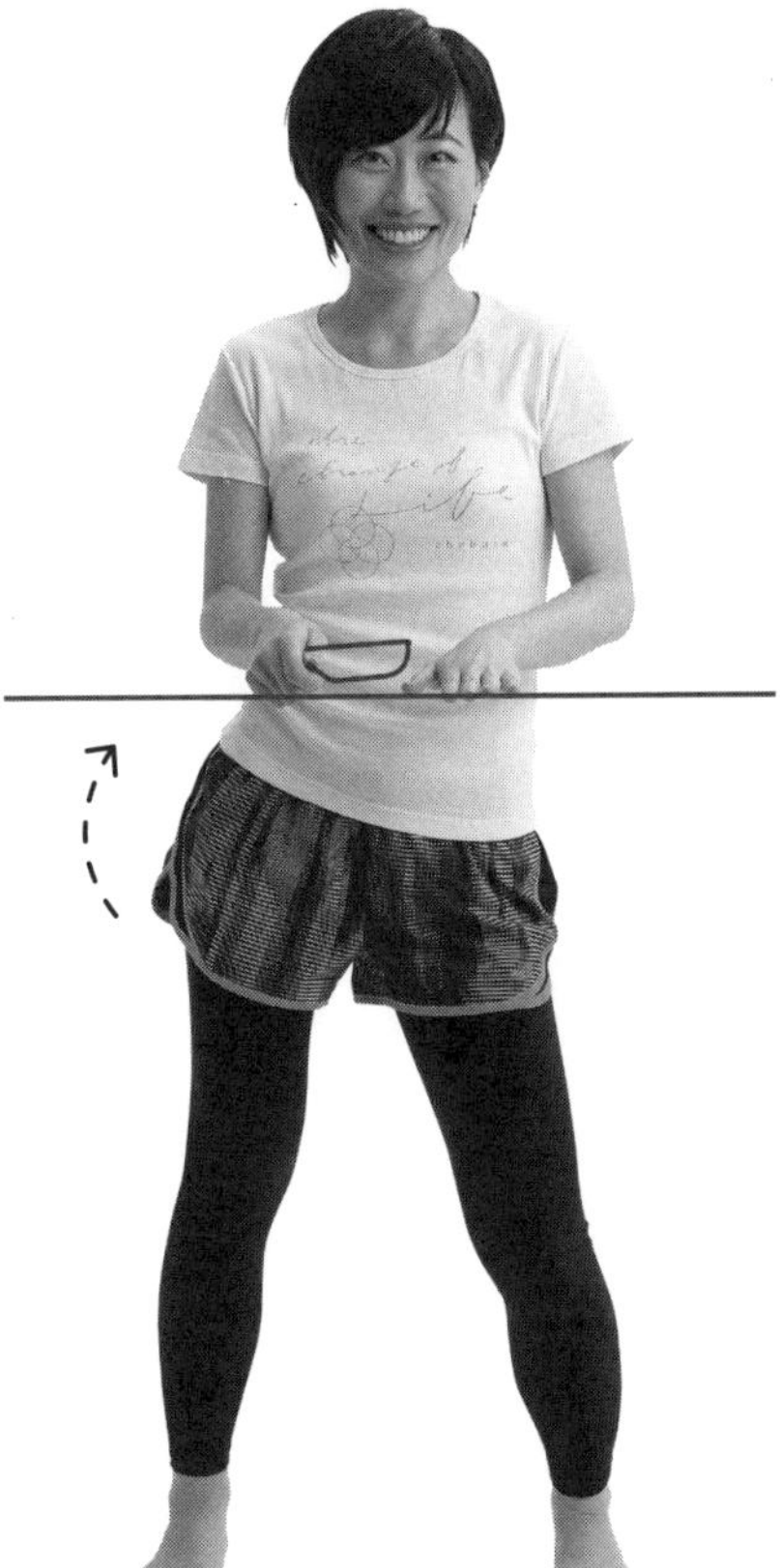

2 骨盤を左右に傾けるイメージ。左右に繰り返す(20回くらい)

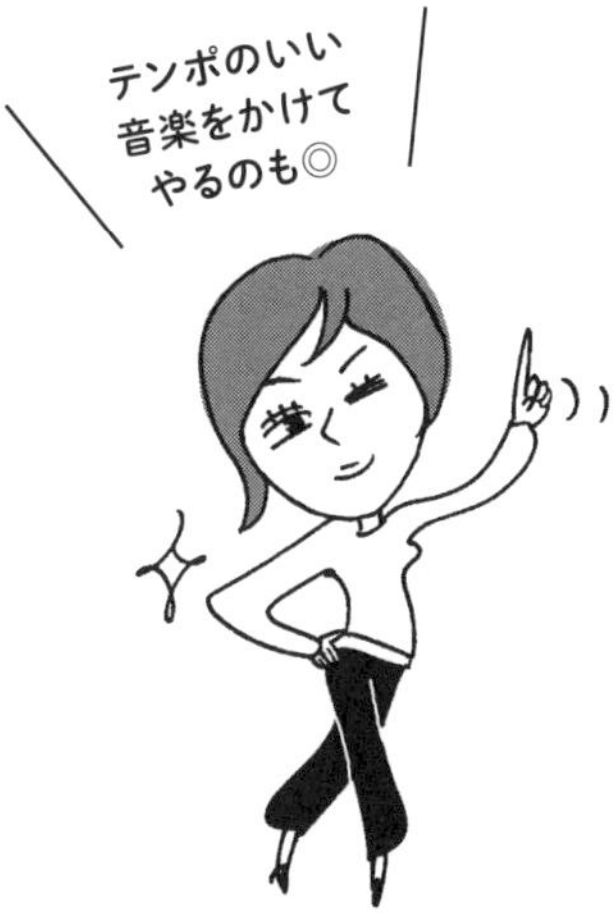

ちえぶら体操
6

TIME
06:45

食べながら

骨盤起こし・ブレックファスト

こんなにシンプルなポーズでいいの？
はい！　骨盤を起こすことで、体幹部の筋肉をまるごと強化。
恥骨からみぞおちまでの距離が長くなる分、
内臓がのびのび活動でき、
朝ご飯がより美味しくいただけますよ！

いつ・どこで

朝ご飯を
食べるときに

うれしい効果

腹筋・背筋トレーニング
消化・吸収を助ける
美しい姿勢
代謝アップ

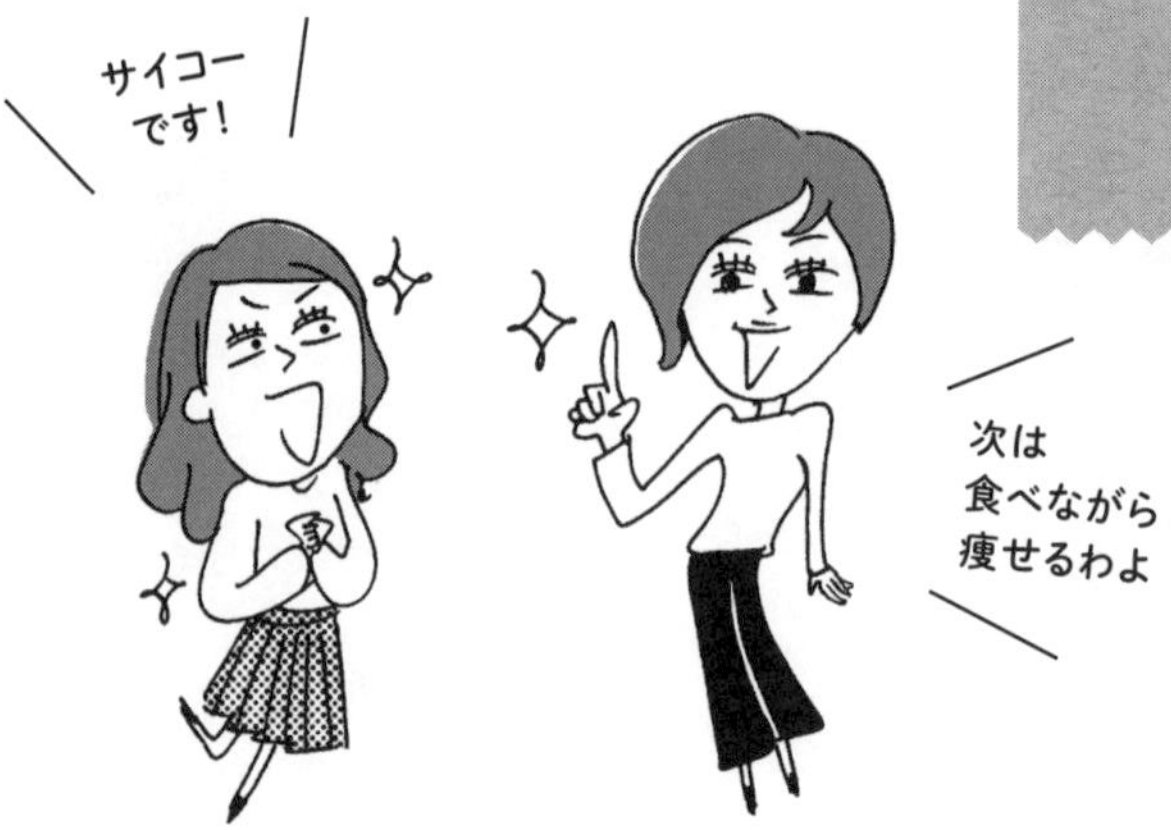

POINT

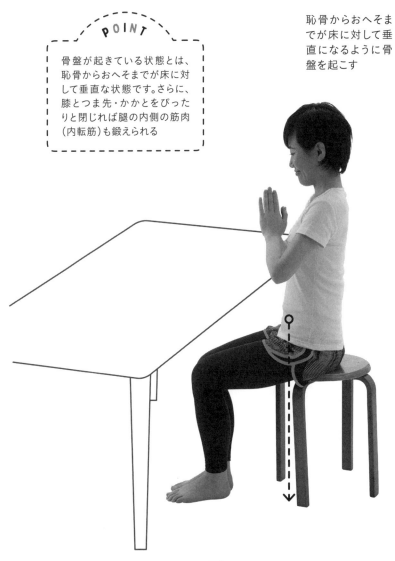

骨盤が起きている状態とは、恥骨からおへそまでが床に対して垂直な状態です。さらに、膝とつま先・かかとをぴったりと閉じれば腿の内側の筋肉（内転筋）も鍛えられる

恥骨からおへそまでが床に対して垂直になるように骨盤を起こす

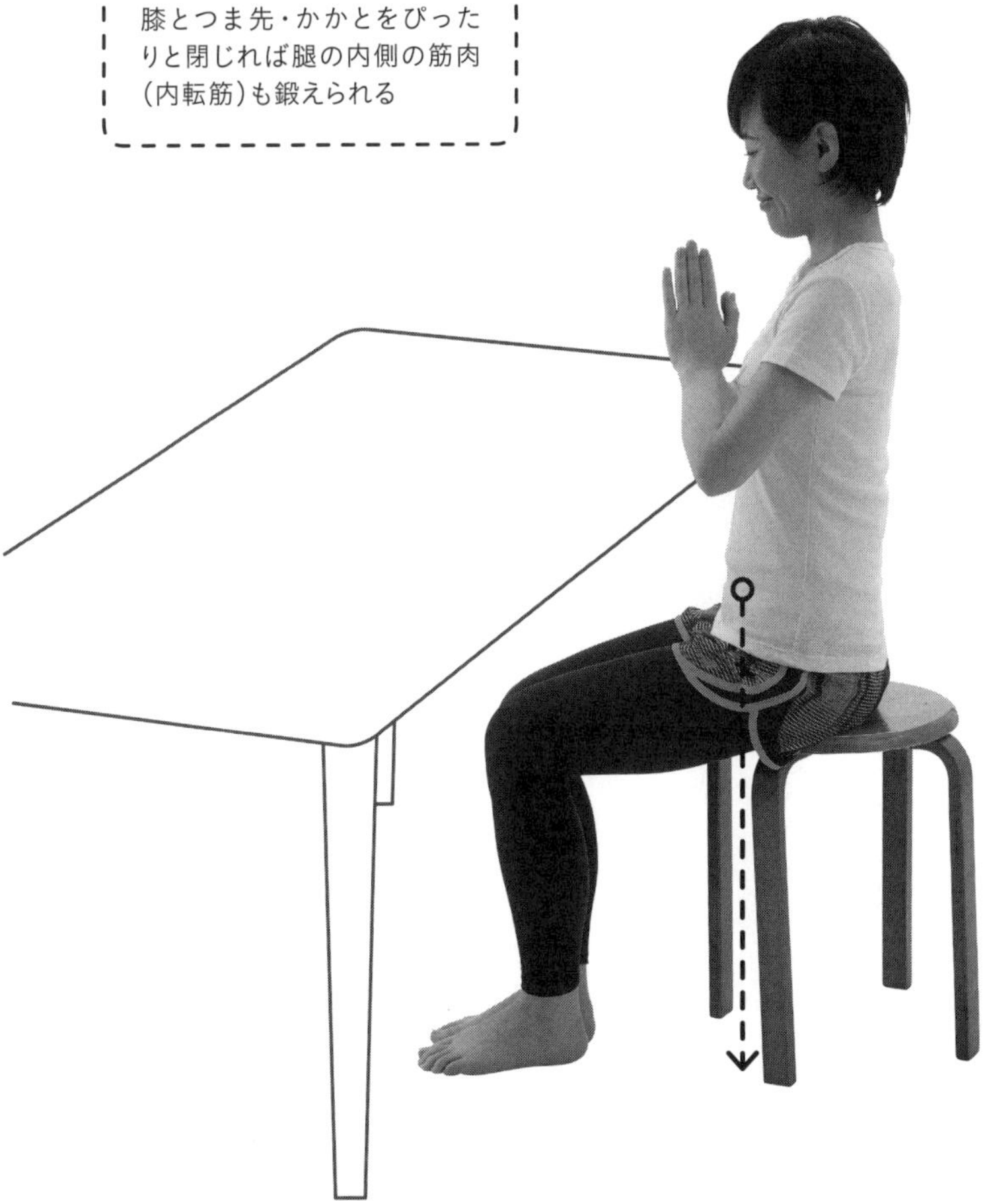

ちえぶら体操

7

TIME 07:15

メイクと一緒に

むくみ撃退！ 3秒小顔術

軽くつまむことでプチ加圧効果を加えて、パッと離すことで血液の力で、顔に溜まっているむくみや老廃物を一瞬で流し出します。肌も明るくなるので、お化粧水をつけるときにセットで習慣にしてみて！

いつ・どこで

メイクをするとき

うれしい効果

顔のむくみ解消
シミ・シワの予防
小顔、口角が上がる
目がぱっちり
視界がクリアに
頭がスッキリ
肩こり解消

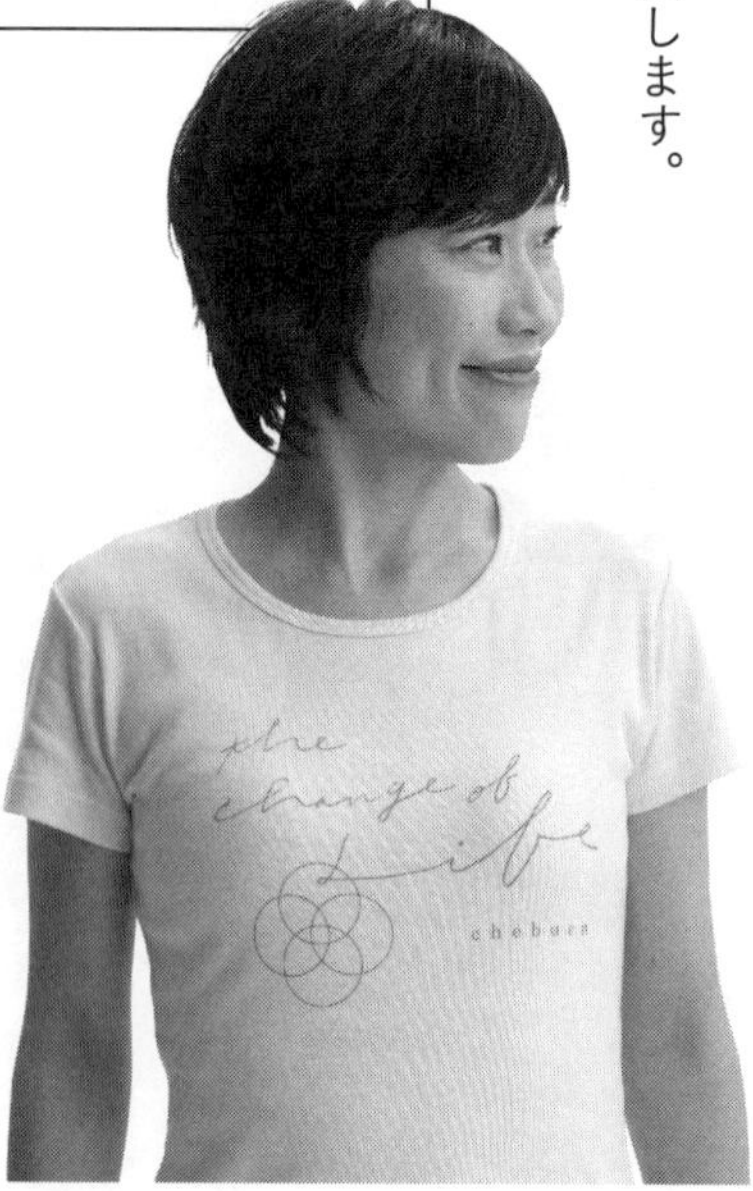

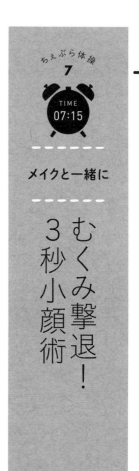

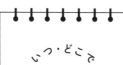

1

顔を横に向ける

POINT

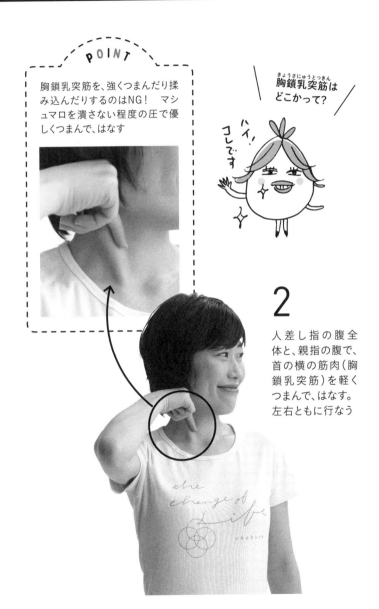

胸鎖乳突筋を、強くつまんだり揉み込んだりするのはNG！　マシュマロを潰さない程度の圧で優しくつまんで、はなす

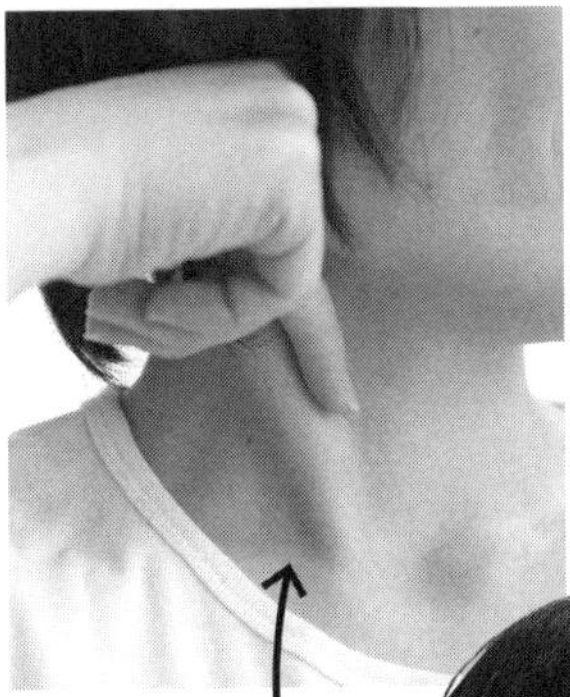

胸鎖乳突筋《きょうさにゅうとつきん》はどこかって？

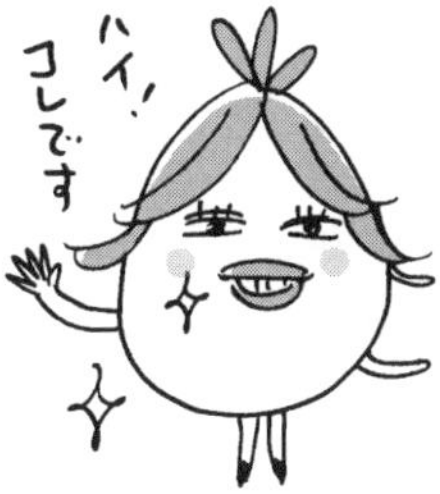

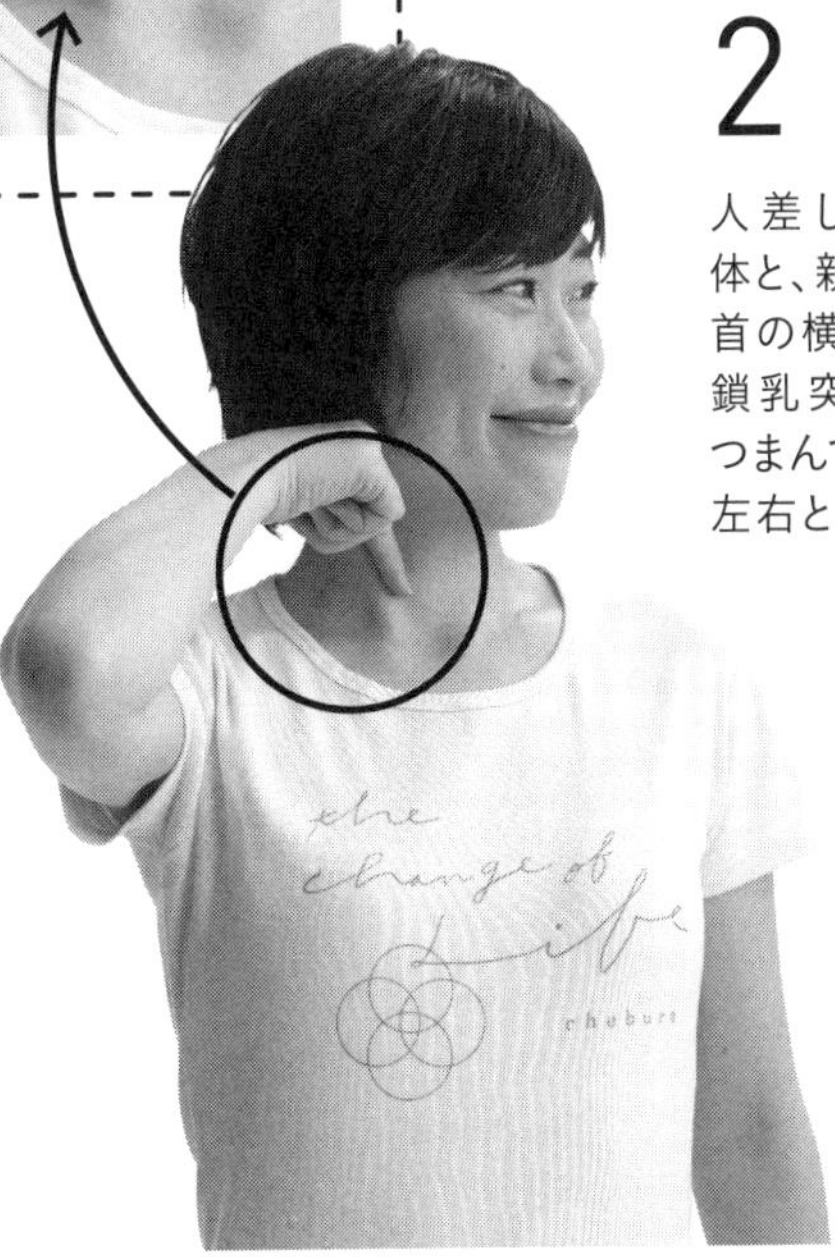

2

人差し指の腹全体と、親指の腹で、首の横の筋肉（胸鎖乳突筋）を軽くつまんで、はなす。左右ともに行なう

ちえぶら体操

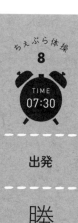

8

TIME
07:30

出発

勝利のポーズ

社会心理学者のエイミー・カディ（Amy Cuddy）さんの研究では、力強いポーズをとることで、やる気を出す効果があるテストステロン（男性ホルモン）を増加させ、ストレス性ホルモンであるコルチゾールを減少させる効果があることが立証されています。

仁王立ちで両手を空高く突き上げます。

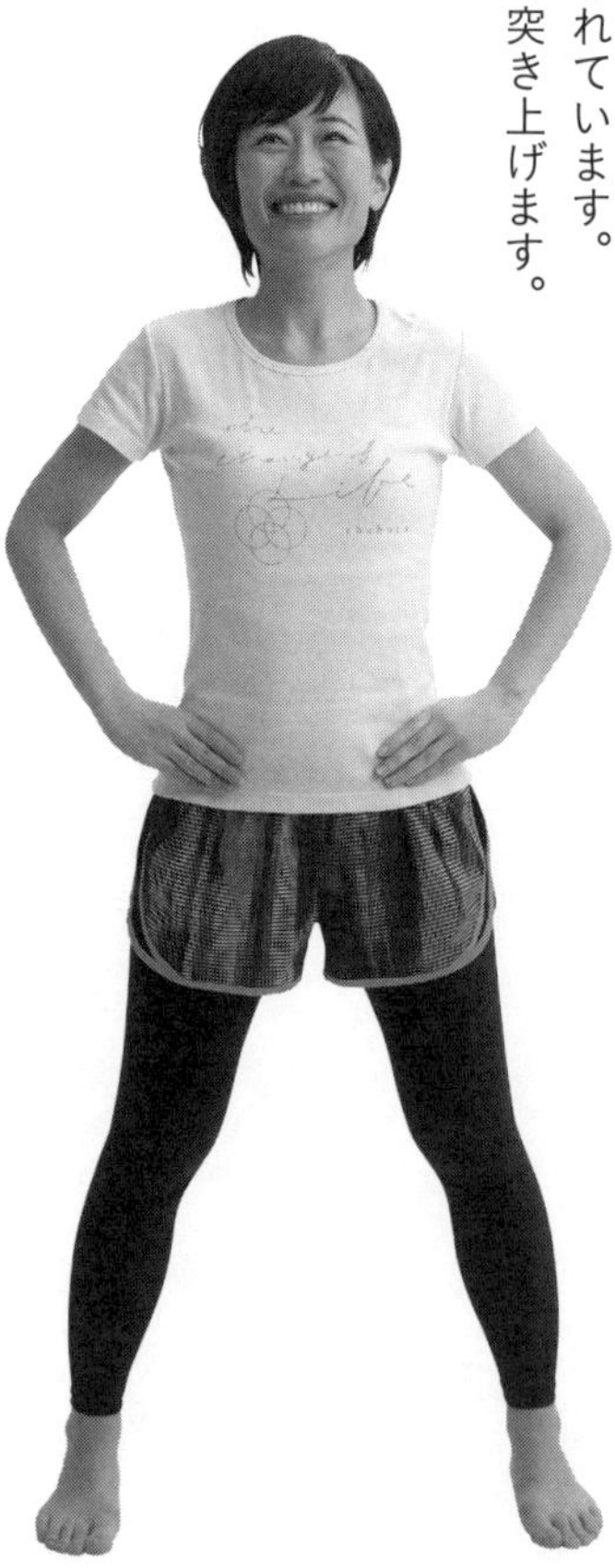

1

足を肩幅の1.5倍に開き、仁王立ちになる

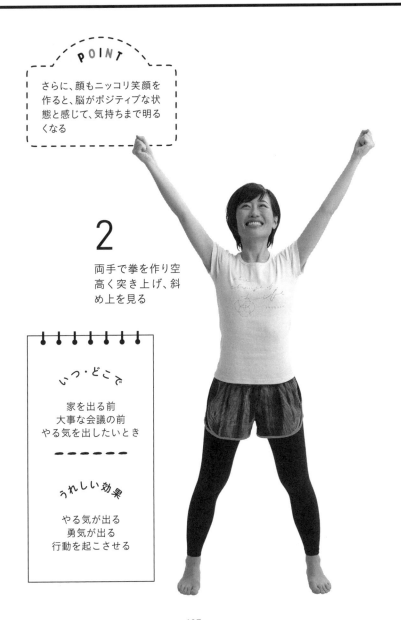

POINT

さらに、顔もニッコリ笑顔を作ると、脳がポジティブな状態と感じて、気持ちまで明るくなる

2

両手で拳を作り空高く突き上げ、斜め上を見る

いつ・どこで

家を出る前
大事な会議の前
やる気を出したいとき

うれしい効果

やる気が出る
勇気が出る
行動を起こさせる

ちえぶら体操
9

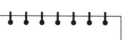

TIME
07:35

通勤

歩くだけ骨盤ウォーキング

胸の下から脚があるイメージで大きな歩幅で歩くことで、ウエストが捻《ひね》られます。
すると、歩きながら「ねじり腹筋運動」をしているのと同じ効果があります。
歩くだけで健康になる究極のウォーキング！

いつ・どこで

通勤するとき
（駅まで歩くときなど）

うれしい効果

有酸素運動、早く目的地に着く、骨盤周りがポカポカになる、ウエストが引き締まる、代謝アップ、便秘解消、見た目が颯爽として美しい、冷えにも効果的

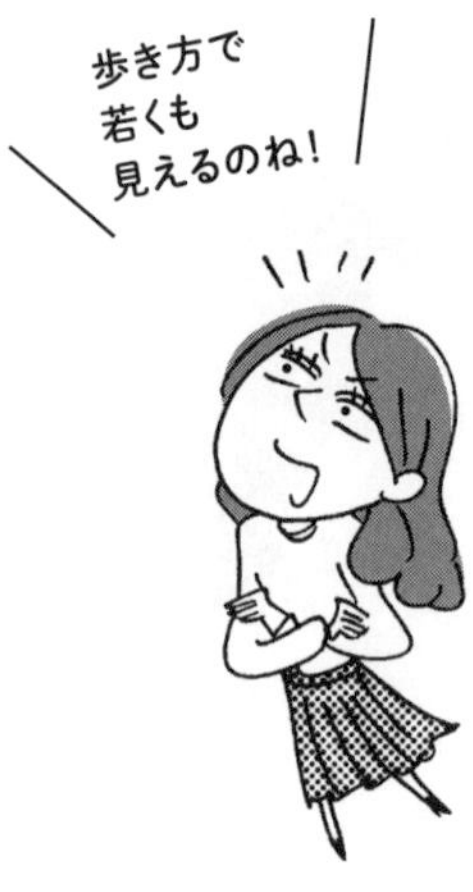

POINT

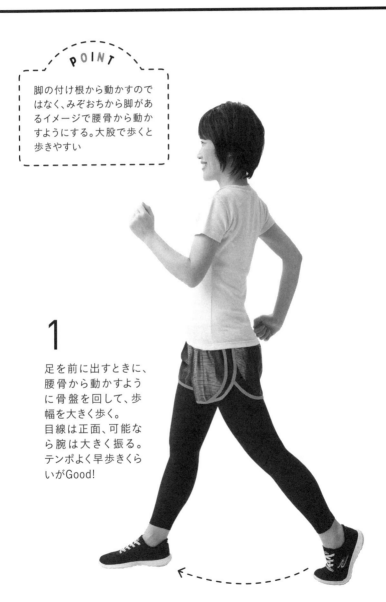

脚の付け根から動かすのではなく、みぞおちから脚があるイメージで腰骨から動かすようにする。大股で歩くと歩きやすい

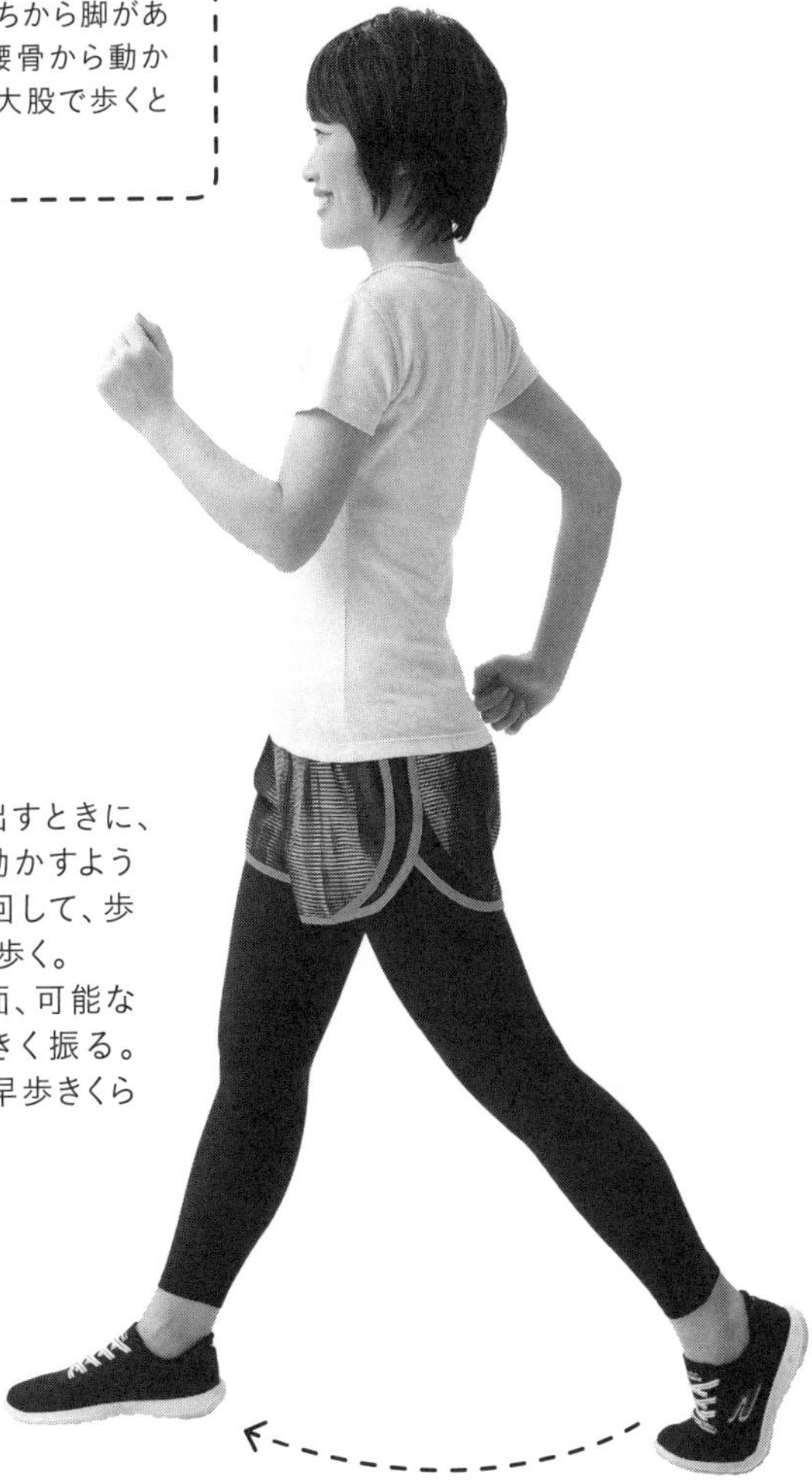

1

足を前に出すときに、腰骨から動かすように骨盤を回して、歩幅を大きく歩く。
目線は正面、可能なら腕は大きく振る。
テンポよく早歩きくらいがGood!

ちぇぶら体操
10

TIME
07:40

電車通勤

ザ・トレイン・ヒップアップ

この動きで鍛えられる、腿の内側（内転筋）は、脚や股を締める役割を持ちます。
O脚や膝痛の予防、尿もれや子宮脱を防ぐ重要な部分。
また、歩くために大切なお尻の筋肉（大臀筋《だいでんきん》）も鍛えられ、快適に動ける体をゲット！

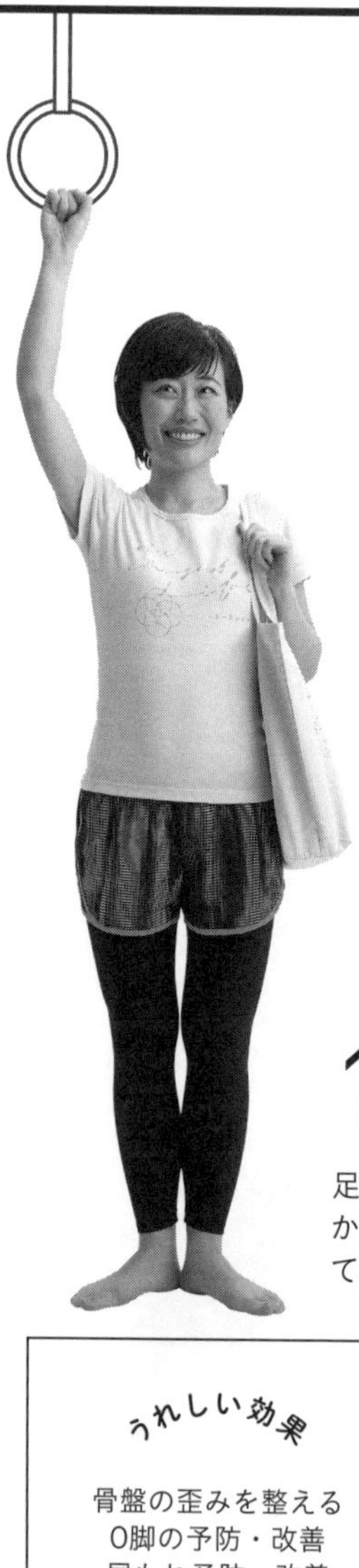

1
足を外股にして、かかと同士をつけて立つ

うれしい効果

骨盤の歪みを整える
O脚の予防・改善
尿もれ予防・改善
ヒップアップ

いつ・どこで

電車の待ち時間、
信号やエレベーターの
待ち時間など

POINT

つま先の開きが弱かったり、アップしたときにかかと同士が離れてしまうと、効果が半減。電車の中ではつり革につかまりながら、ふらっとする場合は、壁や机に軽く手を添えて、体を支えながら行うと良いでしょう

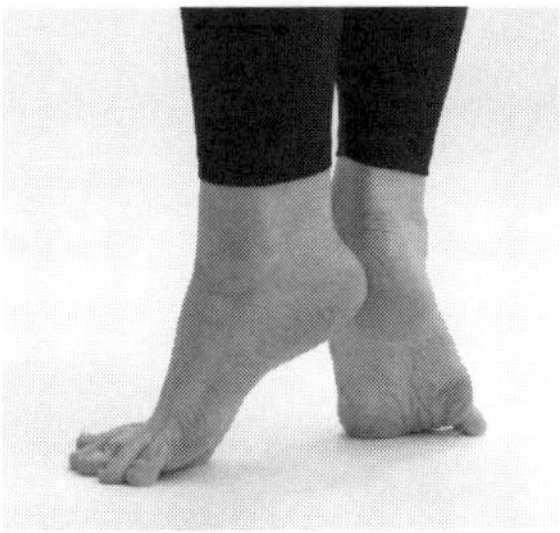

更年期世代に多い尿もれなどの予防に

筋力の低下によって、笑う・ジャンプするなどの腹圧がかかったときに尿が漏れてしまう尿もれ。「骨盤底筋群を鍛えましょう」とよく言われますが、骨盤底筋群だけでなく、骨盤につながっている大きな筋肉も一緒に丸ごと鍛えることで、尿もれ予防にも。さらに、骨盤の歪みを改善し、O脚改善の効果もあります。

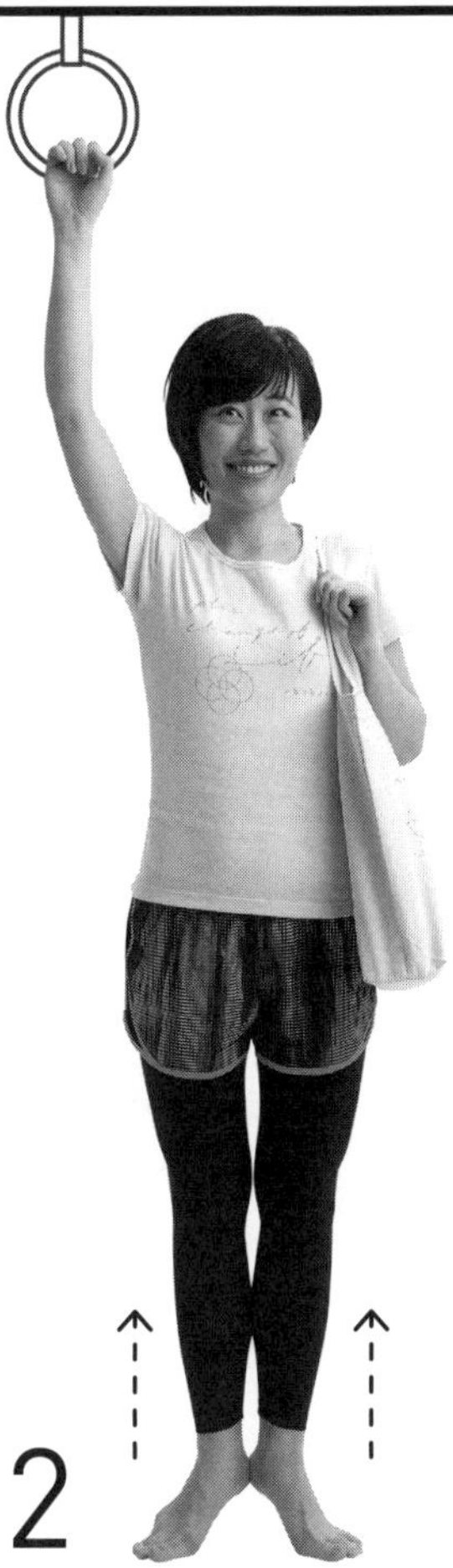

2

かかと同士をつけたまま、床から10センチアップし、3秒キープ＆ダウンを10回程度繰り返す

ちえぶら体操
11

TIME
08:30

出社

ステップ！ステップ！

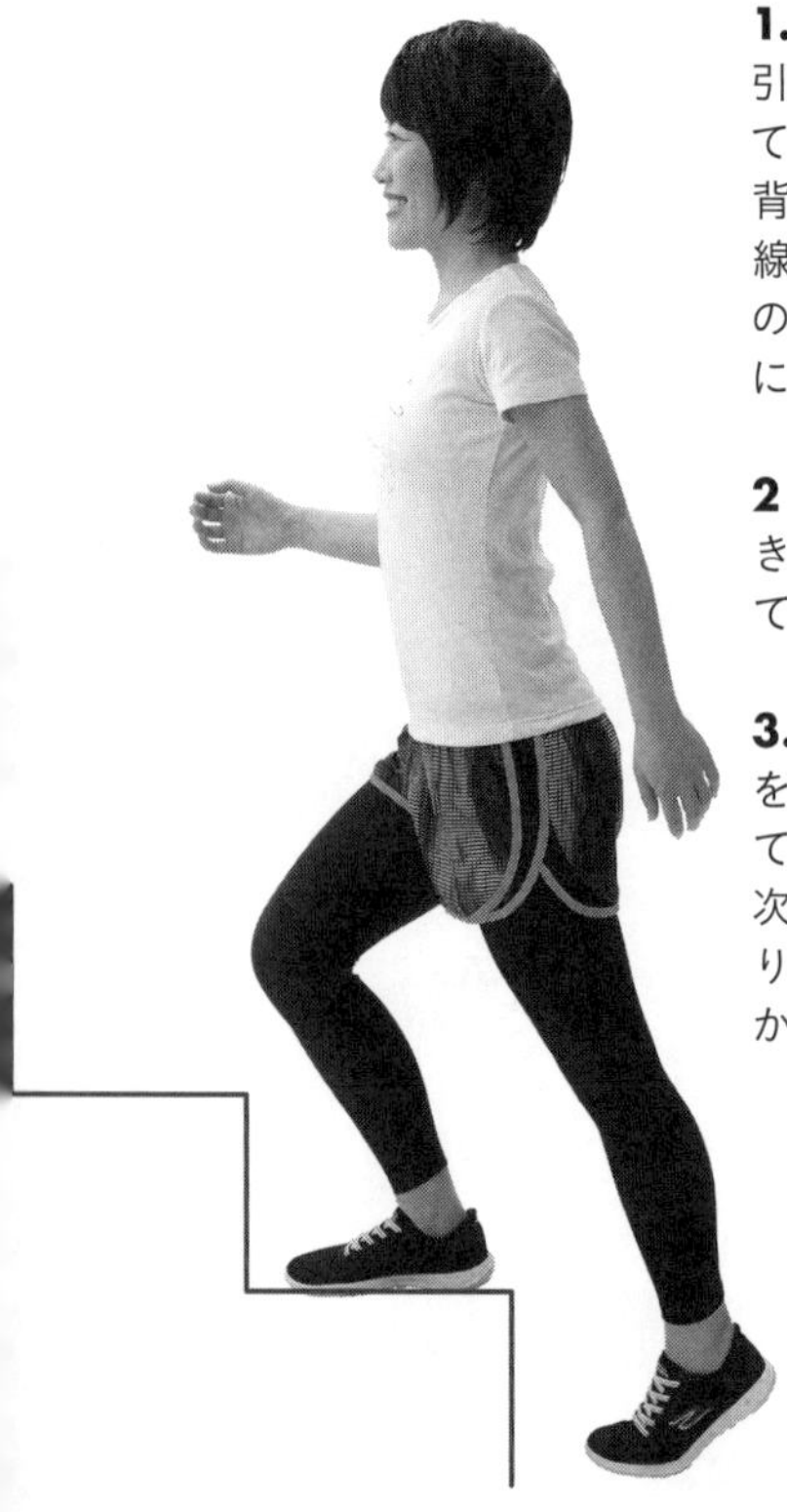

上るコツ

1.頭の上から紐で引っ張り上げられているイメージで、背筋を伸ばす。目線は斜め上。両足のつま先、膝ともに正面へ向ける

2.太ももから引き上げるようにして足を上げる

3.前に出ている足をしっかり伸ばして、後ろの足を次の段に置く。上りのときはかかとから着地

うれしい効果

代謝アップ
筋力アップ
軽い有酸素運動の効果

いつ・どこで

エレベーターか、
エスカレーターか、
階段か迷ったとき

階段の上り下りは、筋力アップ、血流アップ、心肺機能の向上など体にいいことばかり。

「筋力をつけるチャンス!」という心持ちで階段を選びましょう。

階段で使う腿の筋肉（大腿四頭筋）は、体の中で一番大きく結果が出やすい筋肉。

2週間もすれば、「以前より楽に上がれる!」と変化を感じるはず!

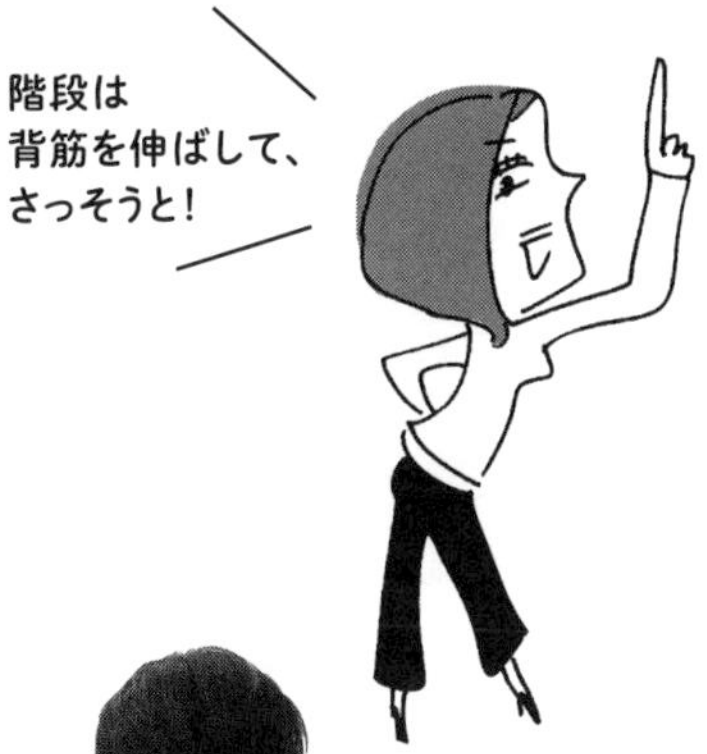

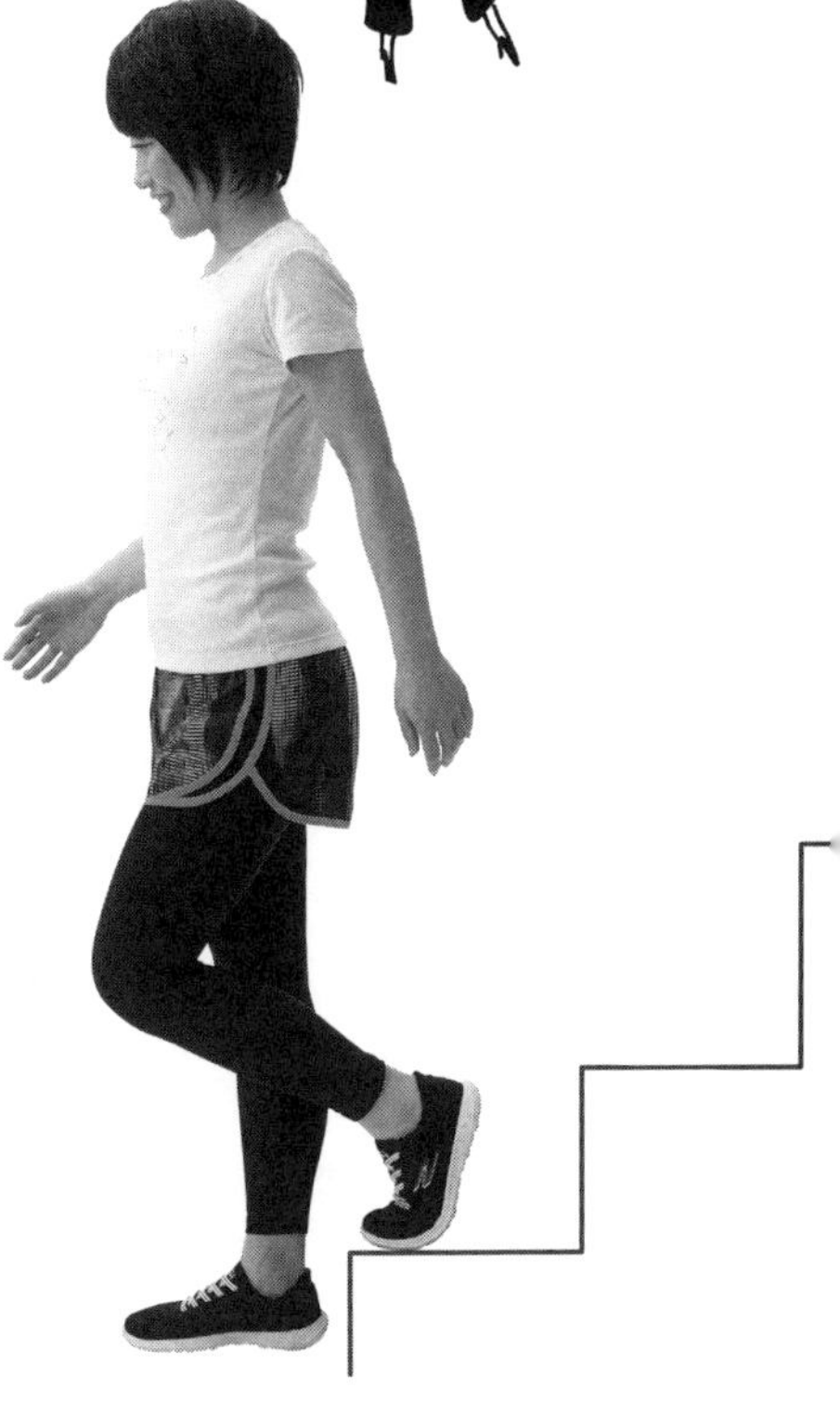

下るコツ

1.目線は斜め下、背筋を伸ばす

2.両足のつま先、膝ともに正面へ向けて、つま先から着地するように

POINT

お尻が後ろに突き出てしまったり、膝を曲げたまま上り下りしては膝を痛めやすい。安定しない靴や、滑りやすい靴のときは、NG

ちえぶら体操
12

仕事編

パソコン仕事の
合間に

肩ぐるぐるエクササイズ

肩甲骨周りの筋肉を動かすことで、周辺のコリ（老廃物）を浮かせます。
3の形を作ることで、軽いプチ加圧状態を加え、
ほどいた時に血流がいつもよりもよくなり
肩周りの老廃物を血液の力で流し出してくれるため、
肩周りに溜まっているコリを根こそぎスッキリ!!

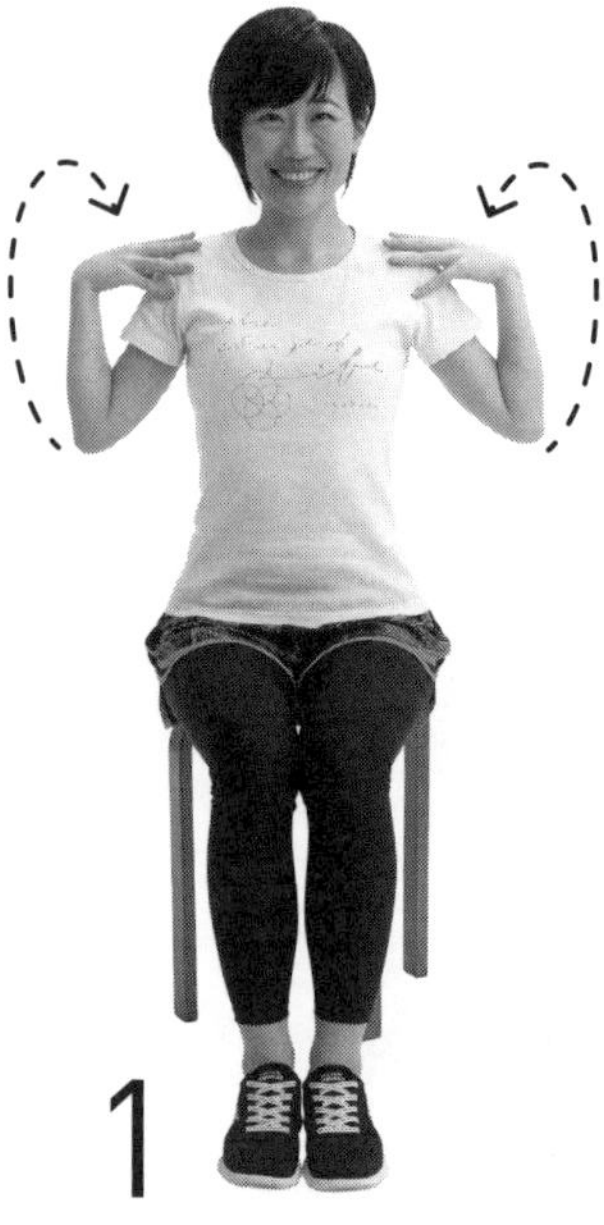

1

肩に手をのせ、肘で大きな円を描くように前回し10回

うれしい効果	いつ・どこで
肩こり解消 集中力アップ 血流をよくする	パソコン仕事の 合間

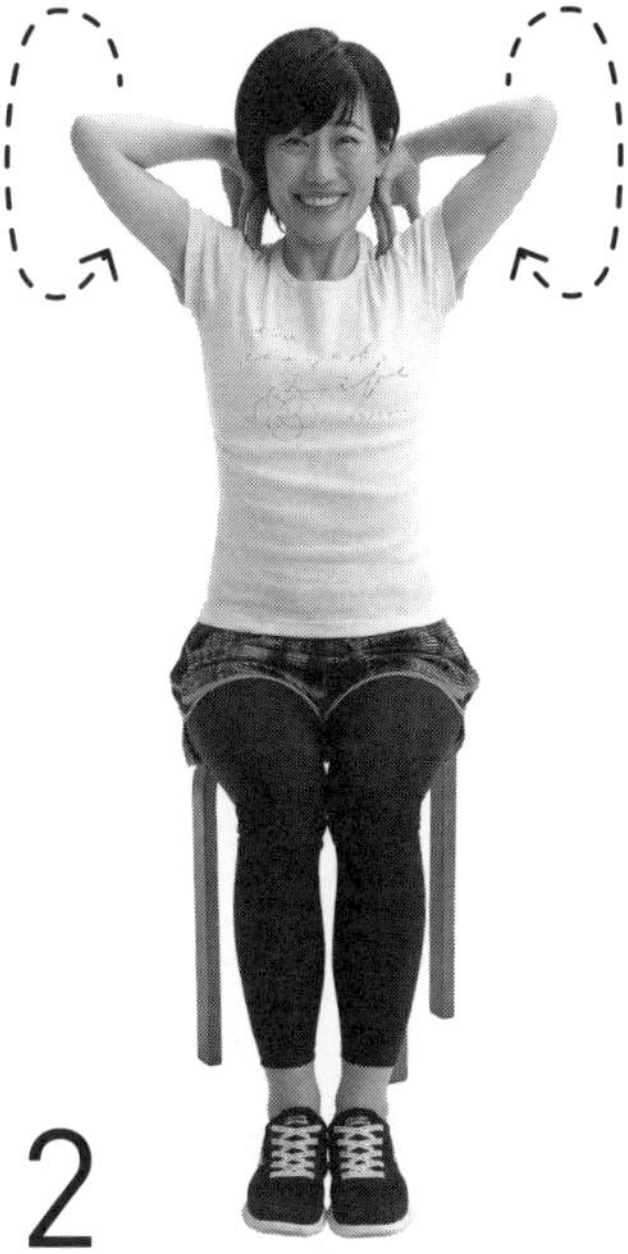

2

後ろ回し10回

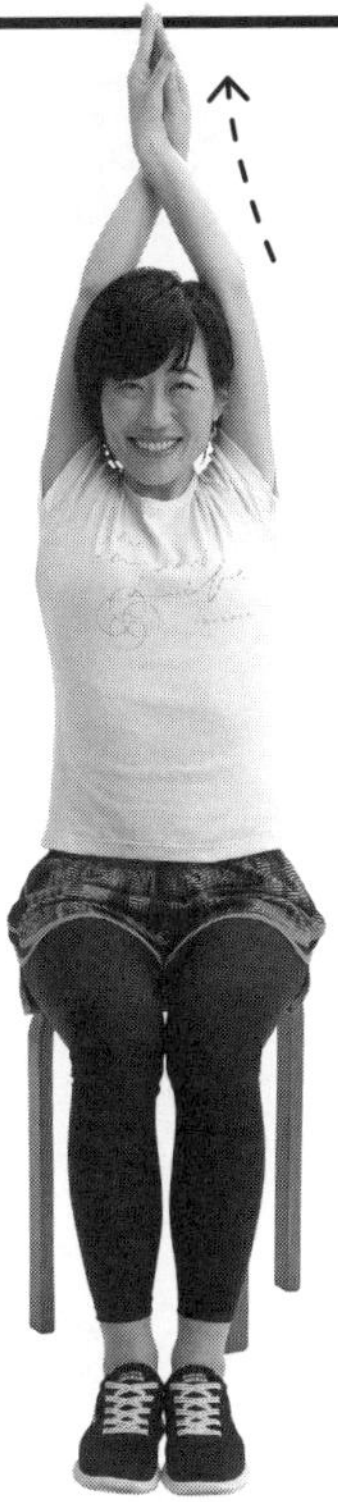

3

両腕をクロスしてあげ、手の平を合わせる。後頭部で二の腕を後ろに押すようにしたまま、10秒キープし、腕をほどく

POINT

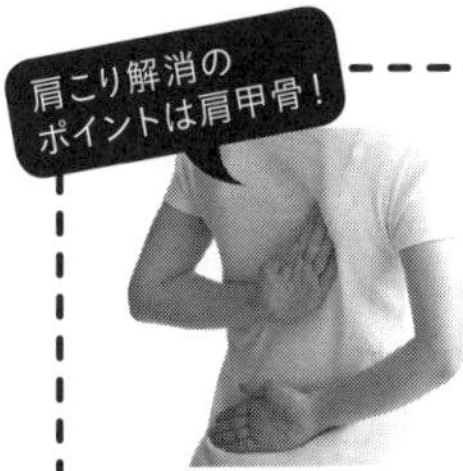

肩甲骨はココ！

更年期世代の肩こりの主な原因は2つ。
①「姿勢」。骨盤が後ろに倒れて猫背になると、背中上部の血行が悪くなりコリの原因の老廃物が滞る。②「女性ホルモンの低下」。女性ホルモンの役割の1つである血管を強くしなやかに保つ働きが弱くなり老廃物が滞りやすくなる

ちえぶら体操
13
仕事編

コピーをとりながら

骨量アップトレーニング

骨は、衝撃を与えることで強くなります。
そのため運動で負荷をかければ強くなり、
安静にしていると弱くなってしまいます。
また、最大の骨折リスクである「転倒」を防ぐためにも、
今からバランス力を鍛えましょう！

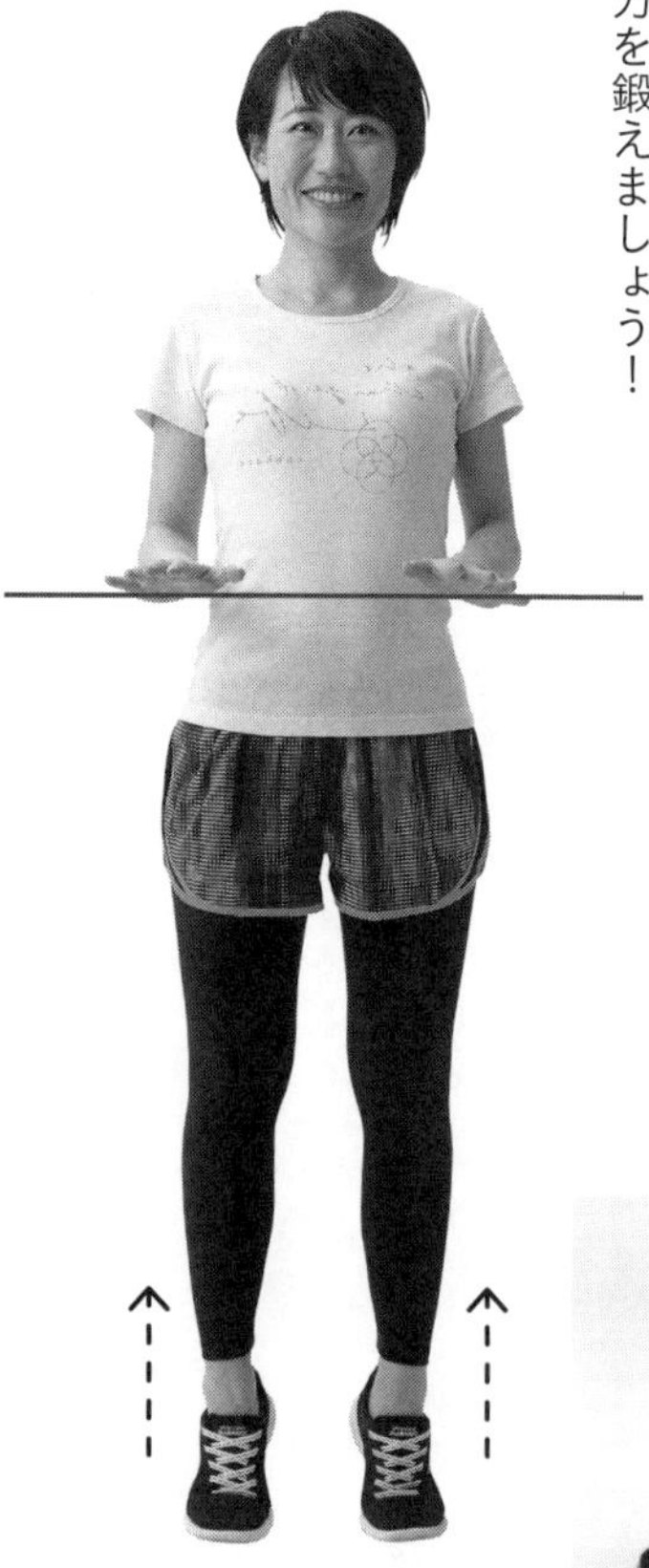

1 かかとを床から10センチほど浮かせる

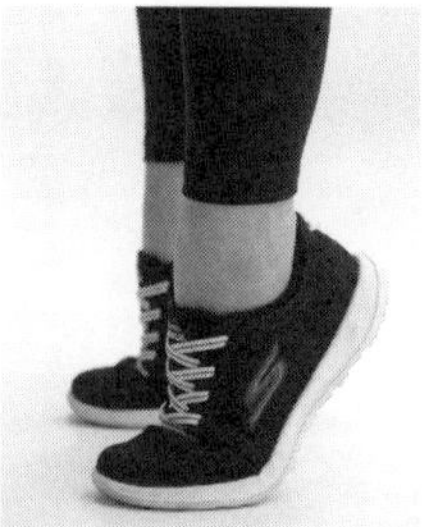

足の指で踏んばり、かかとをアップ

うれしい効果

骨量アップ
筋力アップ
足のむくみ予防

いつ・どこで

コピーをとりながら
エレベーターの
待ち時間

POINT

そのほか
骨量低下の予防ケア

**バランスの良い
食事を取ること**

→骨に関して重要な栄養素は、カルシウムとビタミンDです。カルシウムが豊富な食品は、牛乳や、魚、ナッツなどです。ビタミンDが豊富な食品は、しめじや椎茸などのキノコ類、サーモン、鯖、卵などになります。

**十分なビタミンDの
供給を維持すること**

→ビタミンDはカルシウムの吸収や、骨の再生を助けてくれる役割があります。食事以外にも、太陽の光に当たることでビタミンDは作られます。1日あたり10〜15分間、手や顔や腕を日光にさらすだけでもOK。

**定期的に運動をすること
タバコを吸わないこと
大量にお酒を飲まないこと**

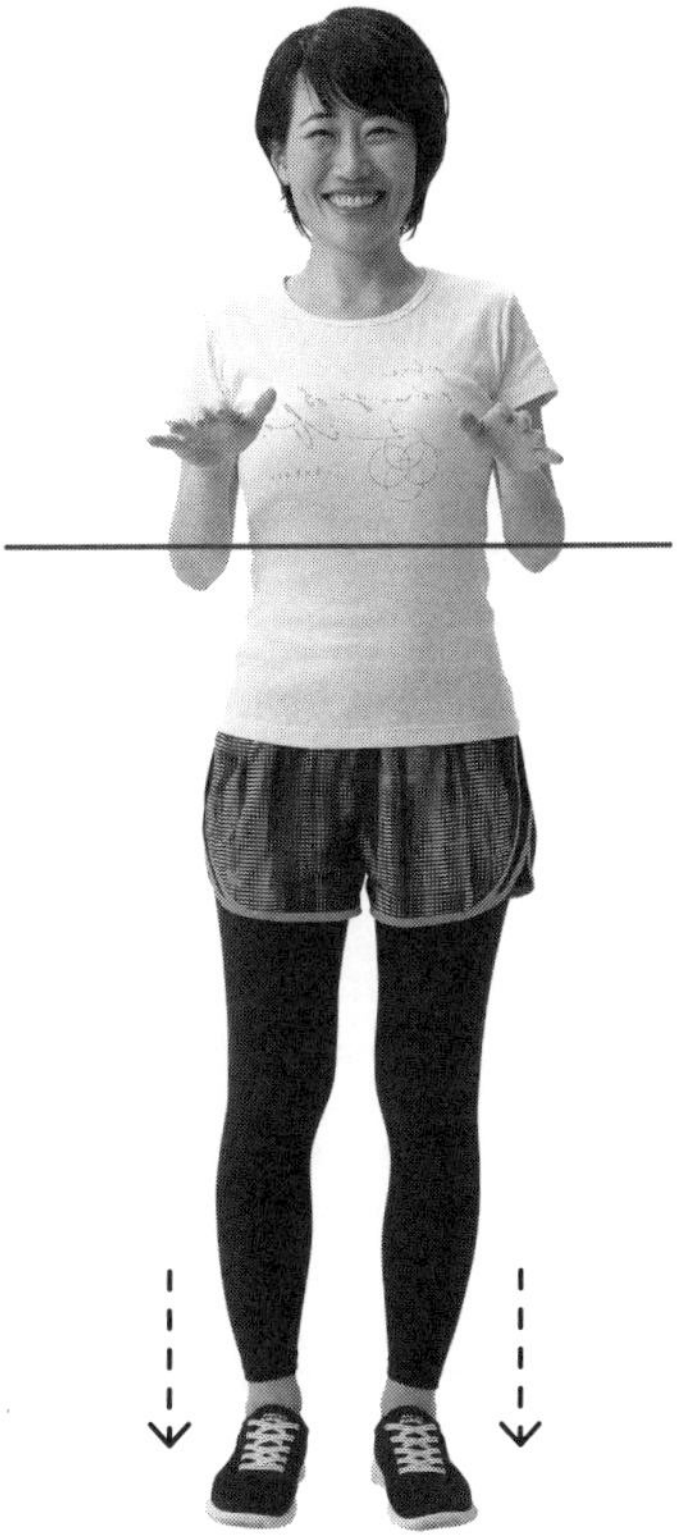

2 衝撃がかかるように、ストンと下ろす。10回繰り返す

ちえぷら体操 14

仕事編

デスクワークで

こっそりお腹ペタンコ美人ケア

1対2の割合で呼吸をすることで自律神経が整い集中力がアップします。

また、ゆっくり息を吸い、吐き出すことで、継続的にお腹の筋肉が鍛えられるのでお腹周りの引き締め効果も期待！

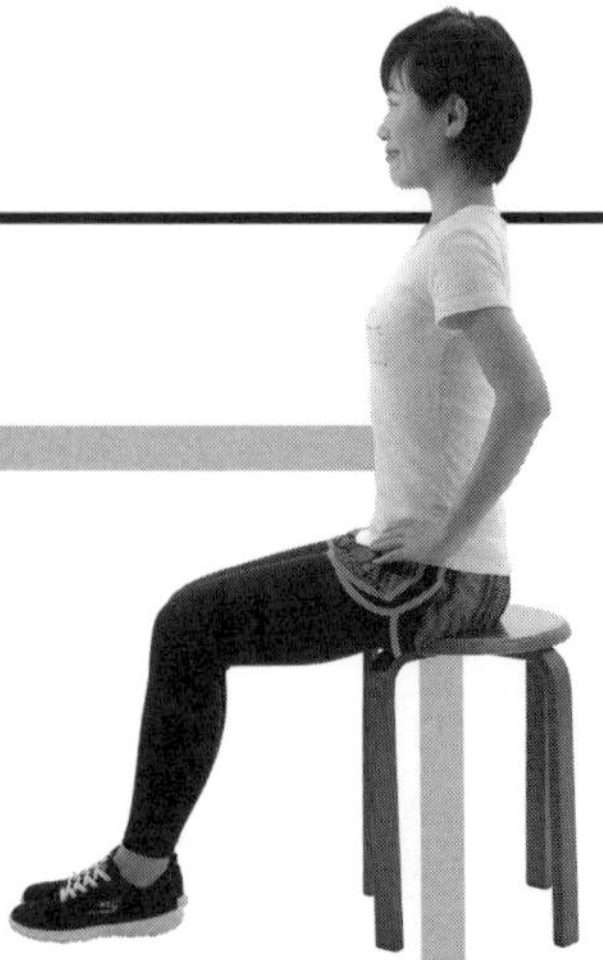

その1 お腹ペコポコ体操

1 イスの半分の位置に腰掛け、骨盤を起こして座る

2 鼻から4秒かけて息を吸ってお腹を膨らませる（腹式呼吸）

3 口から8秒かけて息を吐き、お腹を凹ませて、最後まで吐ききる

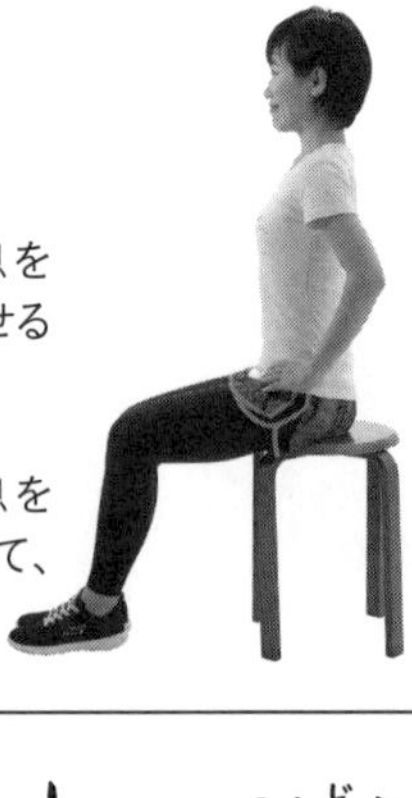

うれしい効果	いつ・どこで
腹筋を鍛える 美しい姿勢 体の引き締め 自律神経を整える	デスクワーク中

その2 エア背もたれ体操

斜め後ろに寄りかかるように上体を倒すことで、
イスに座りながらさりげなく
腹筋運動ができます。
さらに脚を引き上げることで
大腿四頭筋が鍛えられ、代謝アップ！

2
片足を床につけ、
もう片足を腹筋を
使って軽く上げる
30秒キープ

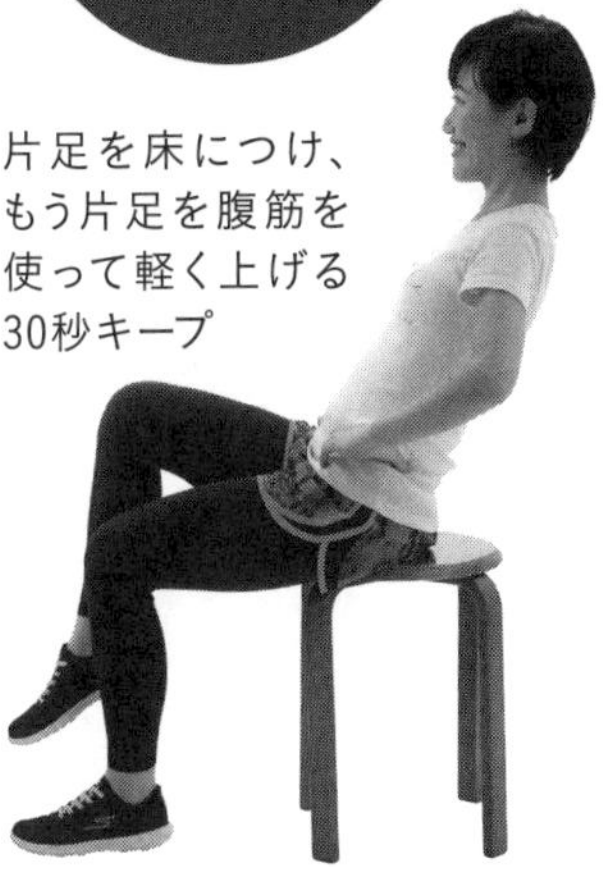

3
反対側の足も
同じように

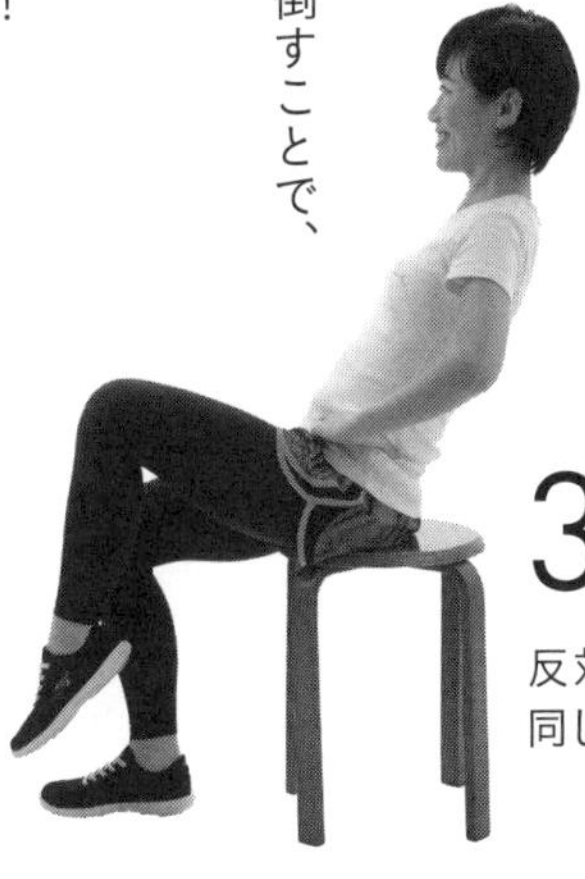

4
慣れてきたら両足をいっぺんに上げて行う

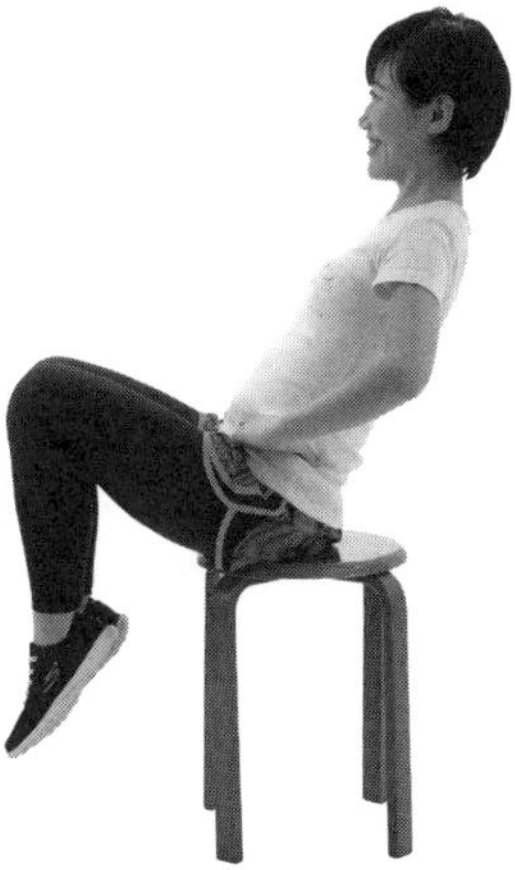

うれしい効果

腹筋を鍛える
美しい姿勢
代謝のアップ

ちえぶら体操
15

帰宅後
休日
編

信号や
エレベーター
待ちで

スッキリ二の腕筋トレ

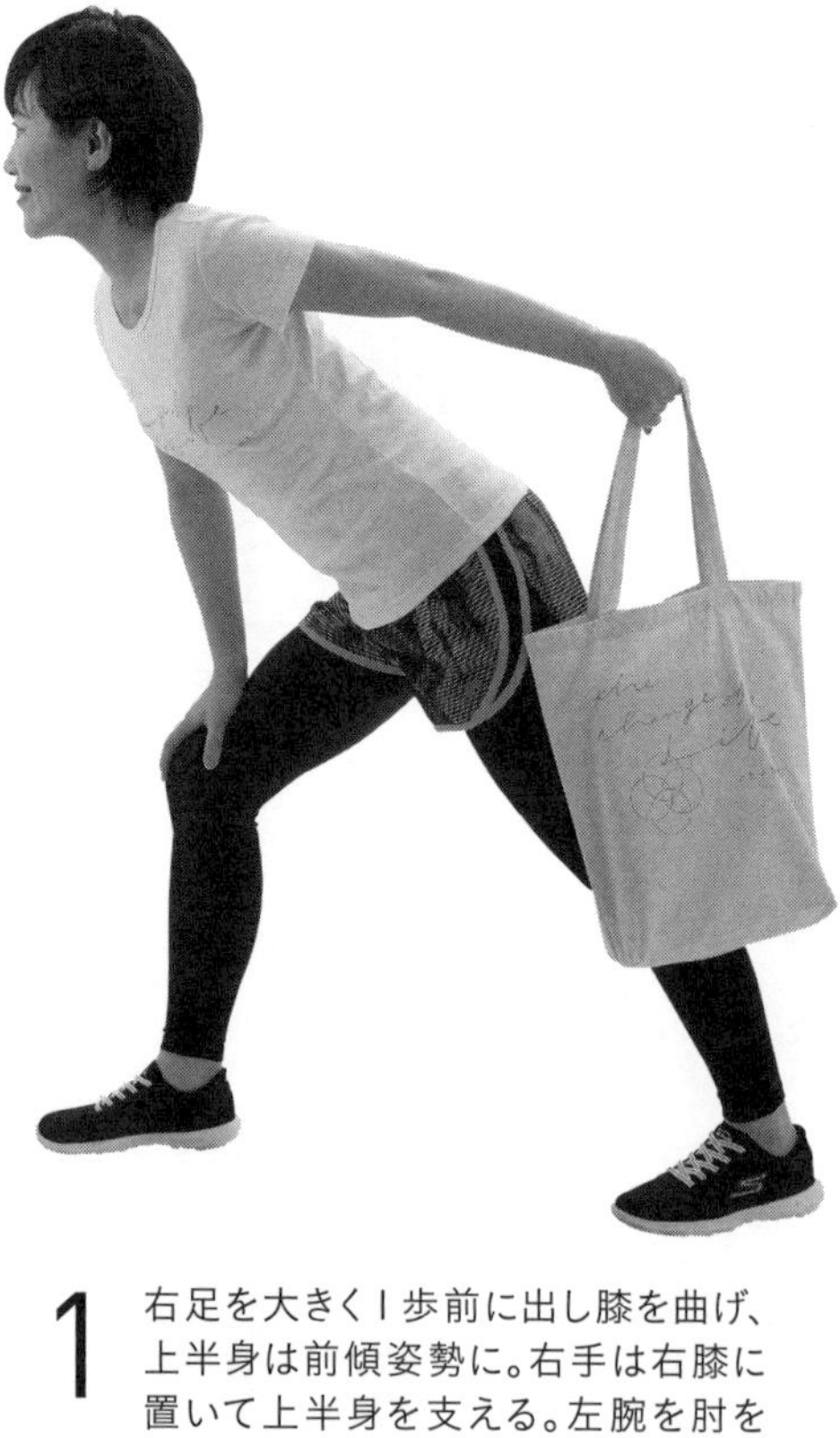

1 右足を大きく1歩前に出し膝を曲げ、上半身は前傾姿勢に。右手は右膝に置いて上半身を支える。左腕を肘を伸ばして、後ろに引き上げて、5秒キープ。反対側も同じように行う
(目的の階に着くまで各10回)

腕を後ろに引いて伸ばすことで、
上腕二頭筋・上腕三頭筋の両方が鍛えられ
腕全体を引き締められる体操。
手を振ったときにプルンプルンと揺れる
「振袖肉」にサヨナラ！

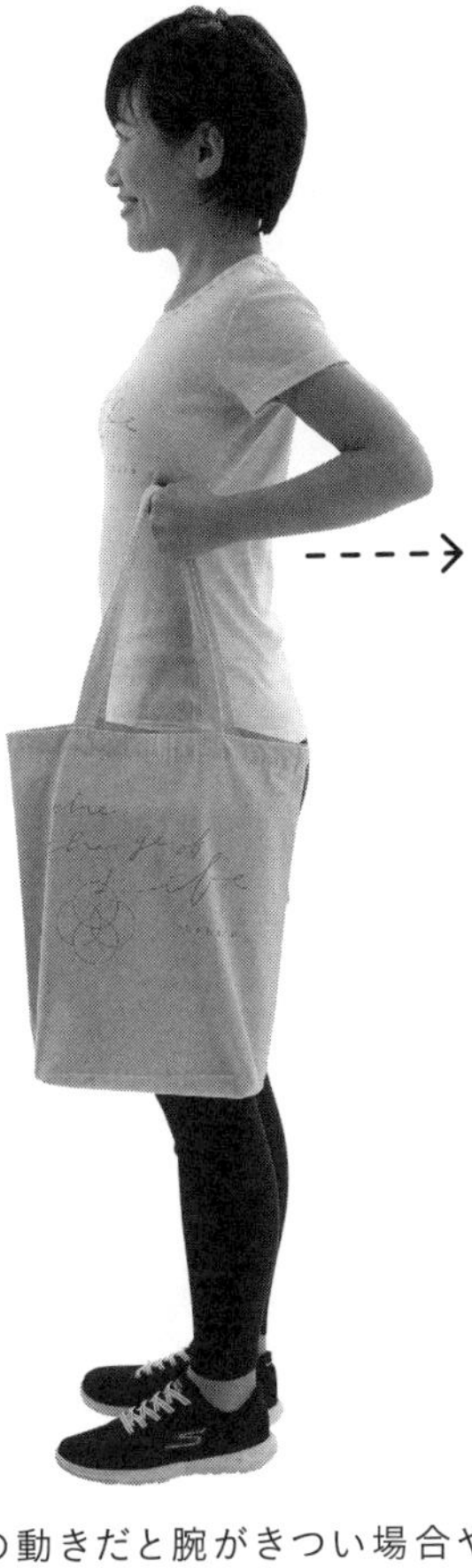

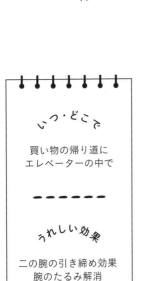

いつ・どこで

買い物の帰り道に
エレベーターの中で

うれしい効果

二の腕の引き締め効果
腕のたるみ解消

2 1の動きだと腕がきつい場合や、周りに人がいて恥ずかしいとき、また荷物が1キロ以上ある場合などは、上の写真のように、肘をしっかり曲げたまま後ろに引くだけでもOK！

ちえぶら体操
16
帰宅後 休日 編

テレビを見ながら

「役に立つ美・二の腕」づくり体操！

肘同士をぴったりくっつけながら
両腕を上に引き上げることで、腕全体の筋肉を刺激。
腕のたるみ、むくみを解消！
筋力アップ効果もあるので、
重い荷物も運べて役立つ二の腕に早変わり！

いつ・どこで

テレビや
YouTubeを
見ながら

うれしい効果

二の腕引き締め
代謝アップ
腕のたるみ解消
むくみ解消

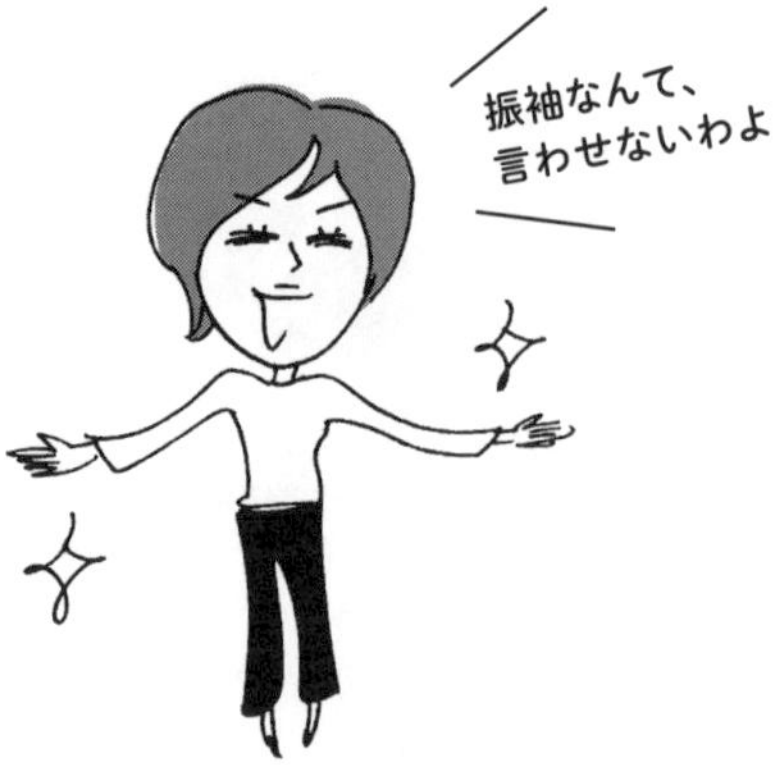

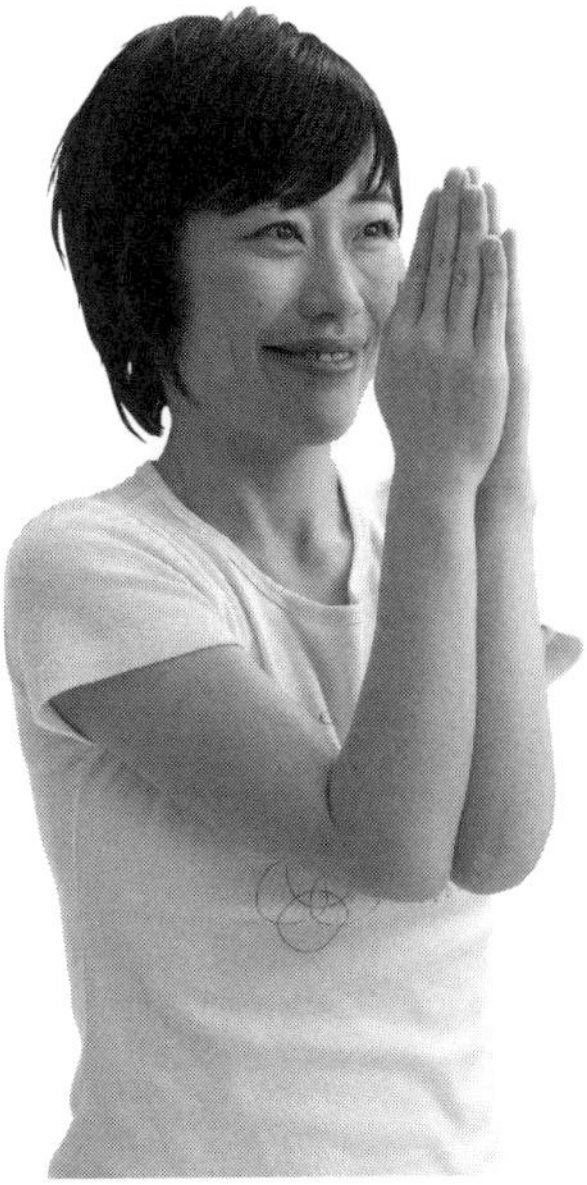

1 手を胸の前で合わせて、肘同士をくっつける

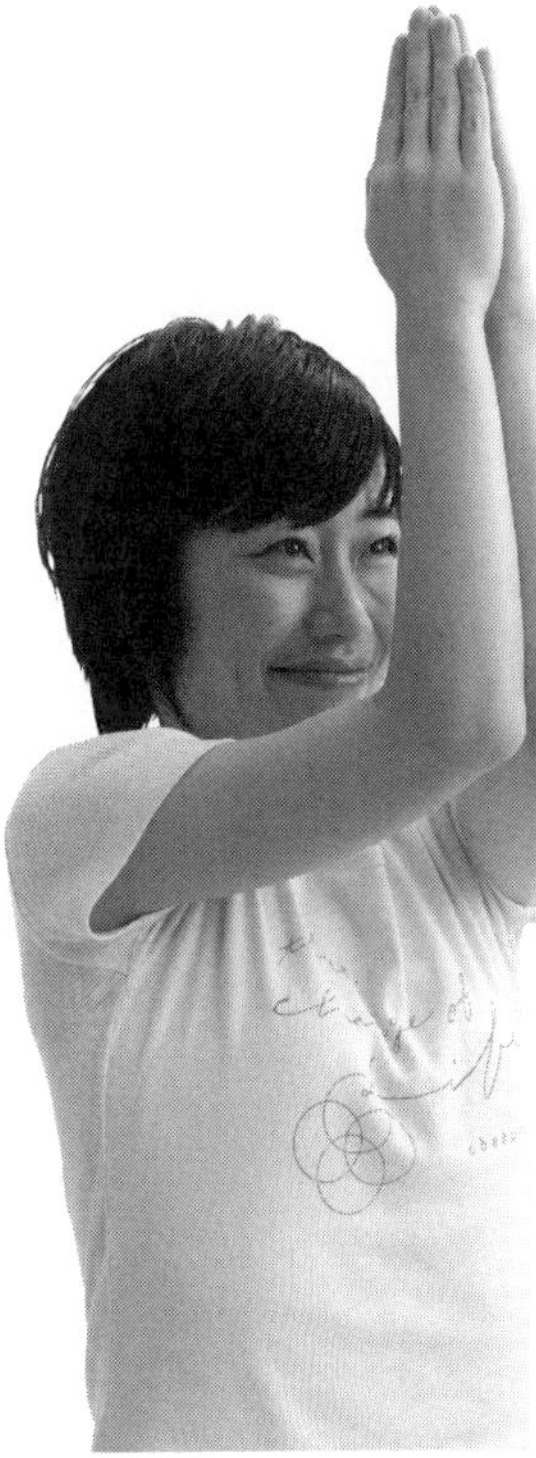

2 肘をくっつけた状態のまま、上下に動かす。20回

ちえぶら体操 17

帰宅後 休日 編

昼食の後や
おやつの後など

やる気回復！スクワット

スクワットを行うと
体の中で一番大きな筋肉
大腿四頭筋が刺激されます。
この部分を鍛えることで
活力をアップさせる
「男性ホルモン」が活性化！
やる気と自信に満ちた、
充実の午後を過ごしましょう！

1

足は肩幅に開き、脚の付け根から状態を前に倒す(この時、手を前に伸ばすとバランスがとりやすい)

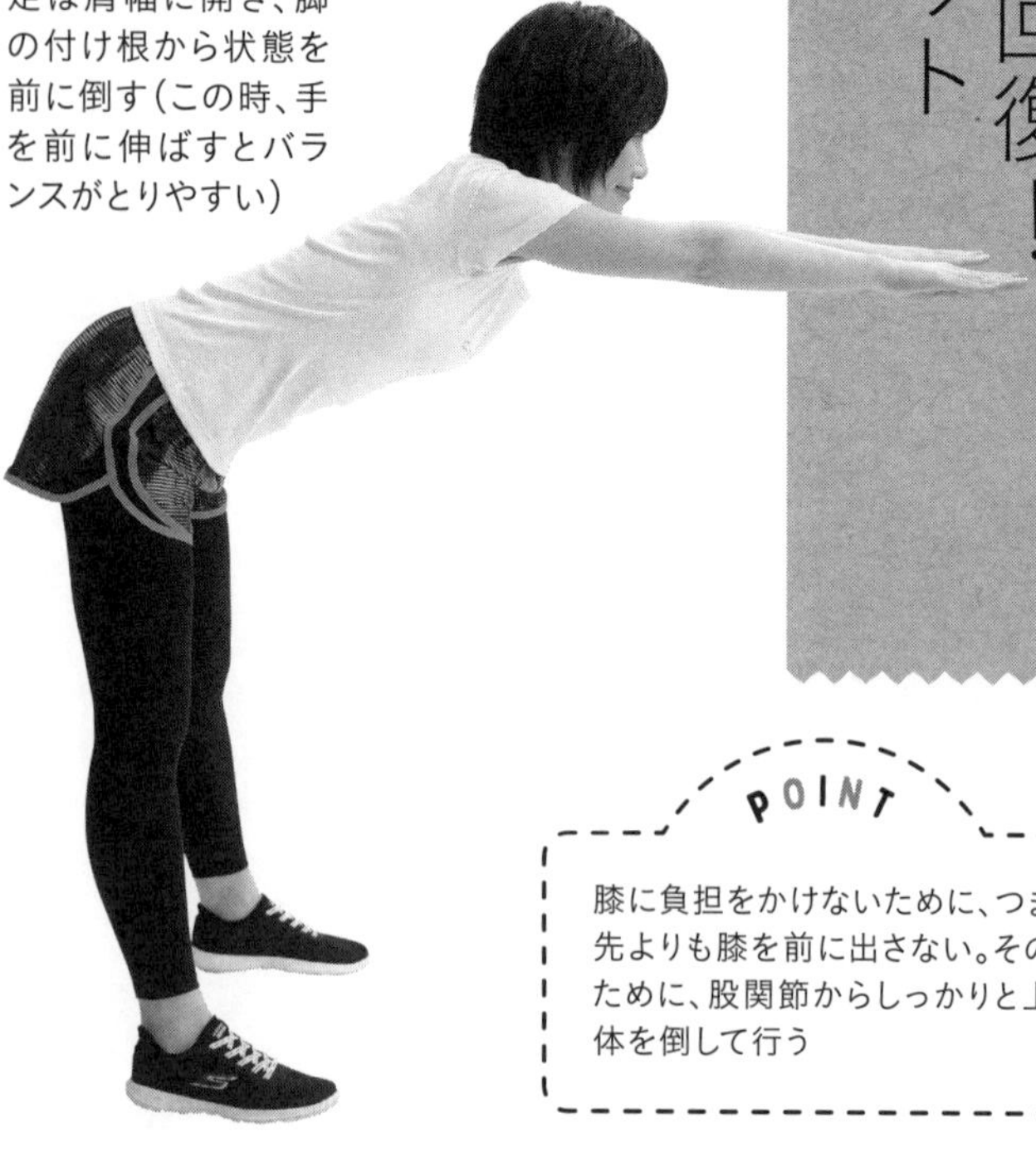

POINT

膝に負担をかけないために、つま先よりも膝を前に出さない。そのために、股関節からしっかりと上体を倒して行う

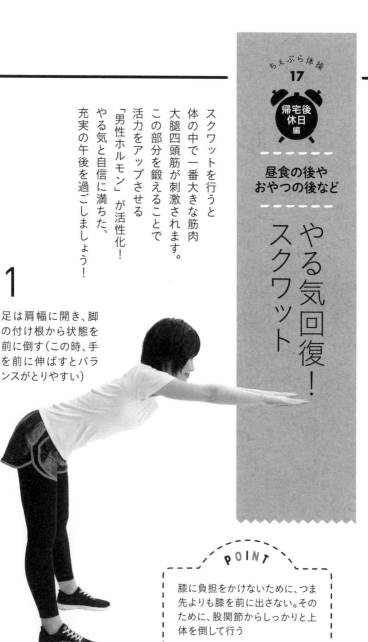

うれしい効果	いつ・どこで
代謝アップ やる気アップ 冷え予防 ストレス解消	昼食の後や おやつの後など

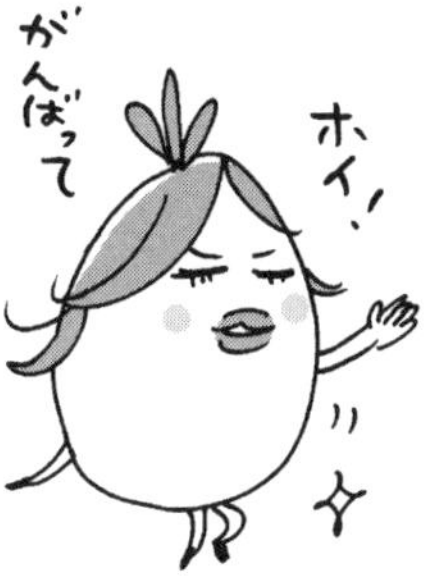

2

太ももが床と水平になるように、腰を沈める

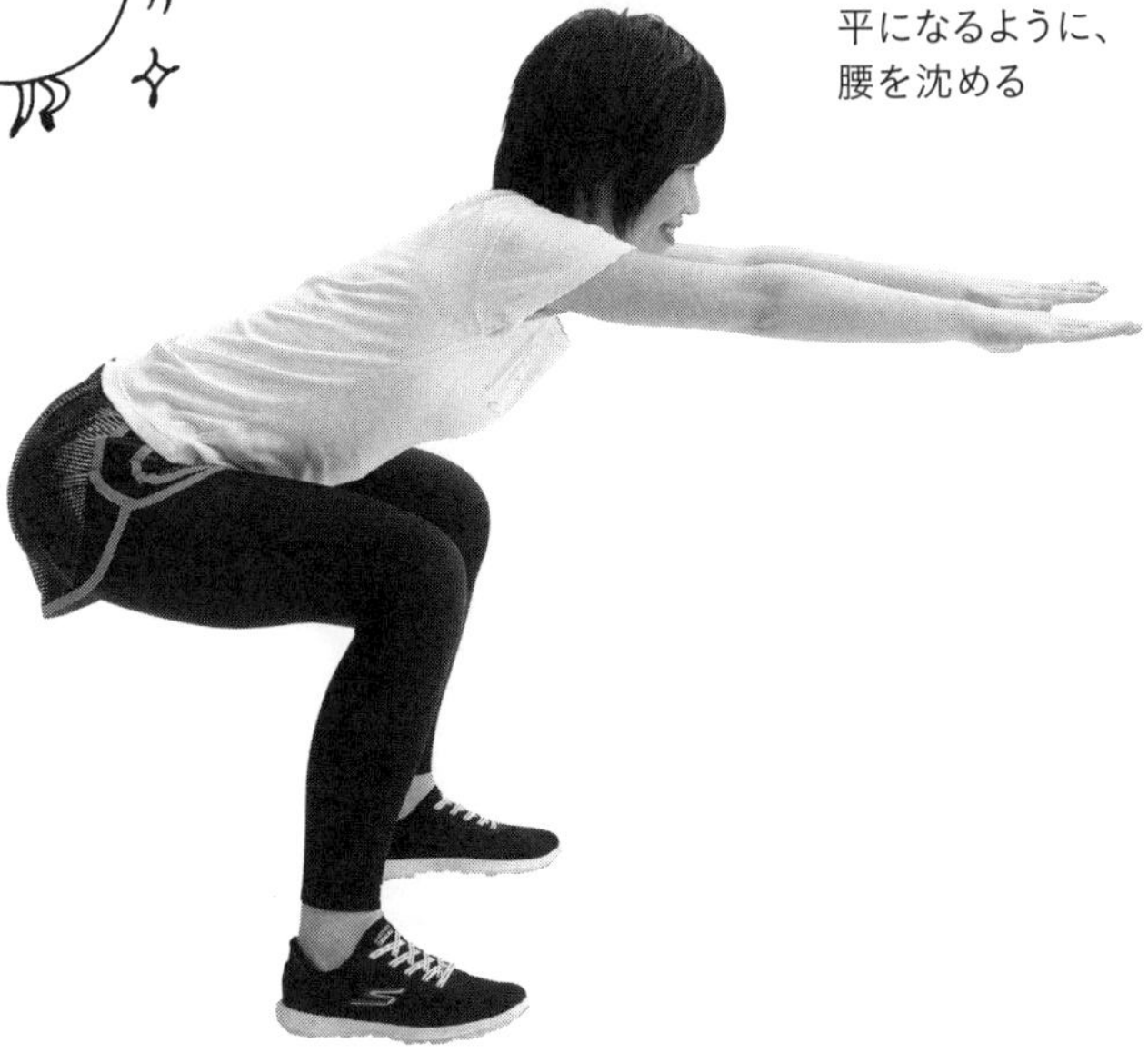

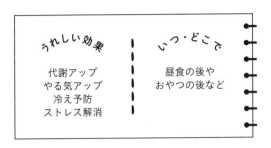

ちぇぶら体操 18

帰宅後 休日 編

バスタイム

女性ホルモンケア

下から上に向かってマッサージすることで、
足にたまった血液が
心臓に戻る働きの助けになります。
血液やリンパの流れが良くなり、
冷えやむくみ解消に効果的！
また、三陰交《さんいんこう》・陰陵泉《いんりょうせん》・血海《けっかい》など、
足はホルモンバランスを整えるツボの宝庫！

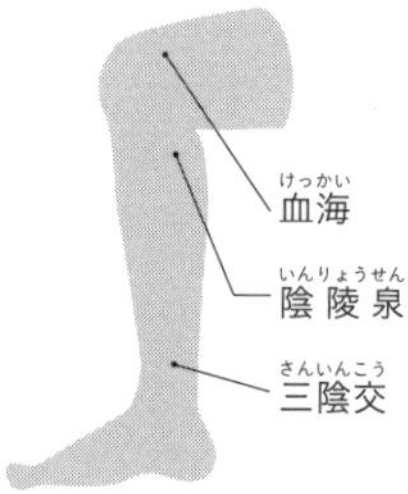

1

片方の足を立てる

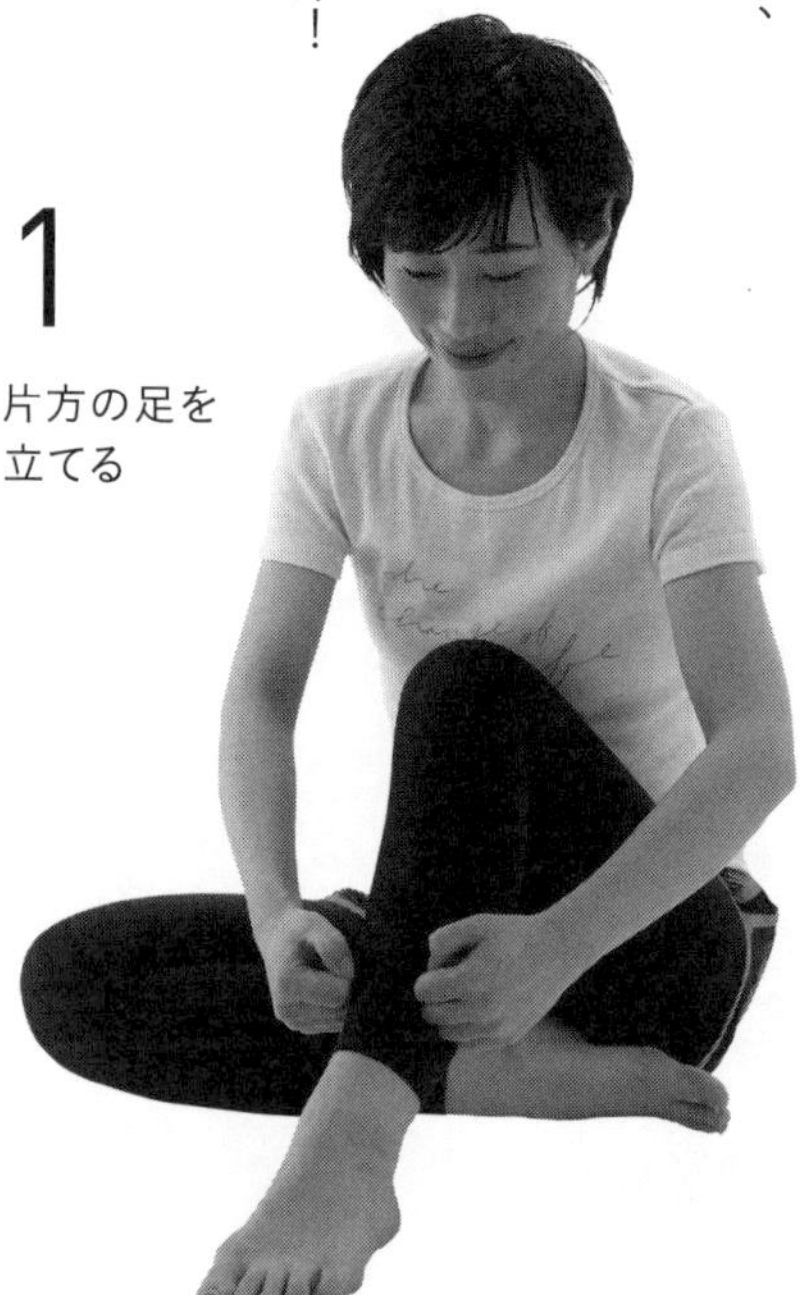

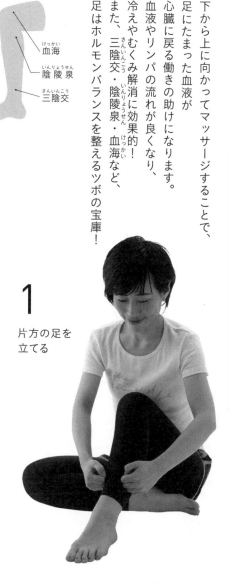

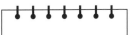

いつ・どこで

お風呂に入り
湯船の中で

うれしい効果

冷え解消
足のむくみ解消
足の疲れをとる
血行をよくする
ホルモンバランスを
整える

POINT

ここで刺激しているのは、婦人科系のトラブルを改善するツボの宝庫。ツボを単体で刺激するのは難しいが、まんべんなく刺激することで、効果を実感できる

2

手をグーにして指の第二関節部分で、足の内側を足首から太ももの付け根にかけてくるくると円を描くように優しく刺激する。反対側も同様に行う

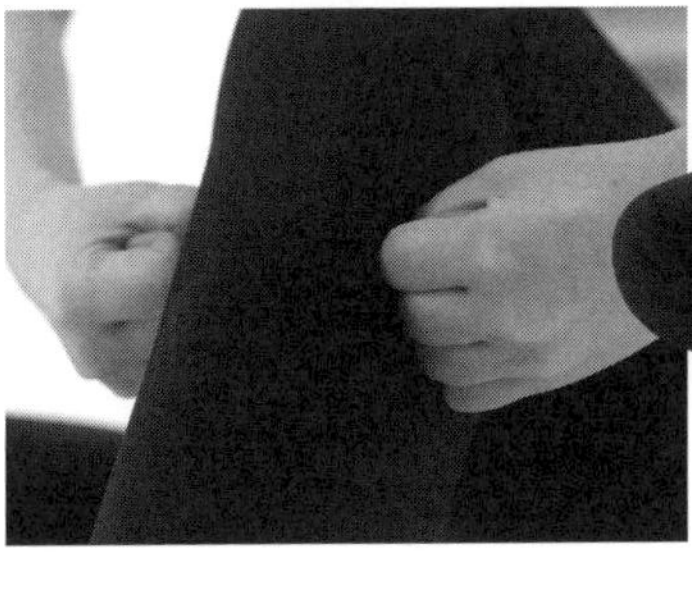

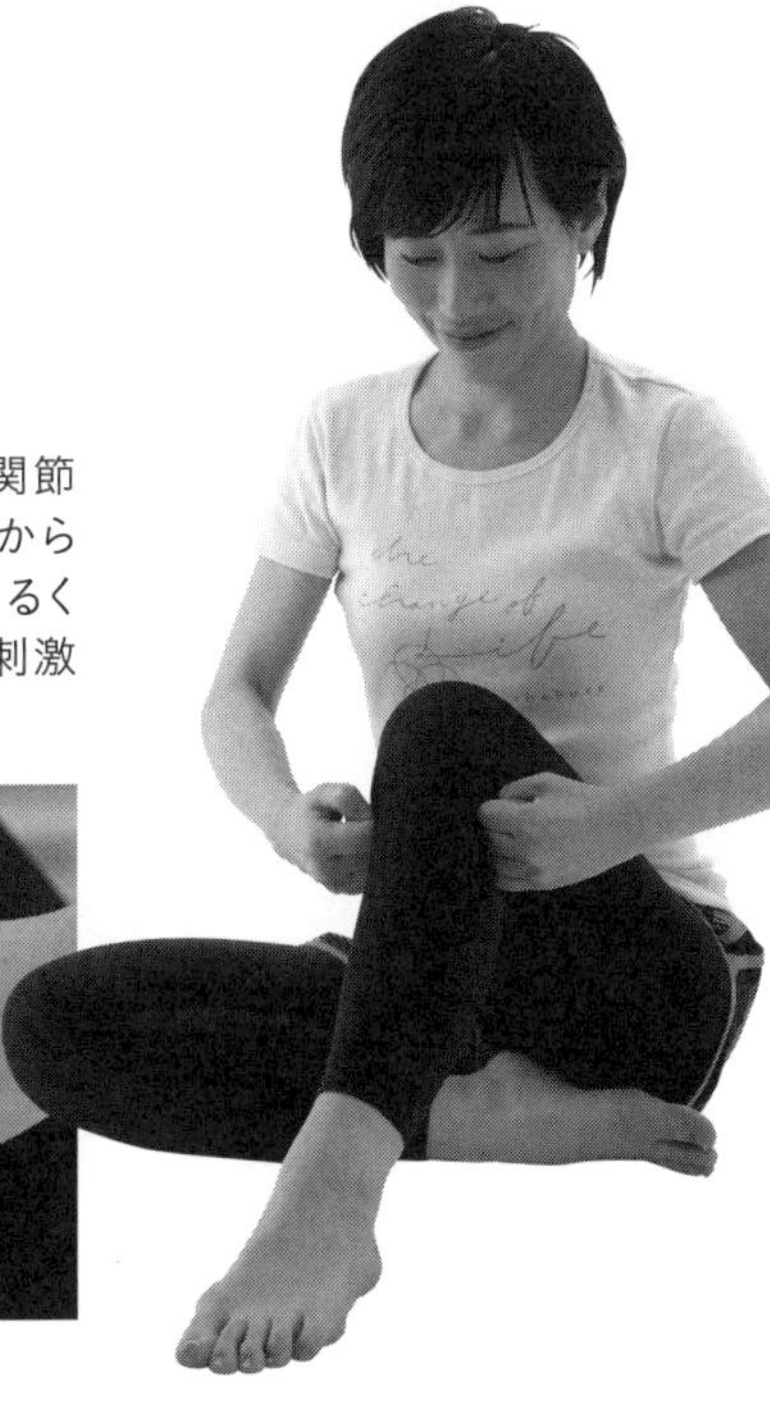

ちぇぶら体操 19

帰宅後 休日 編

夜眠る前に

快眠！自律神経を整える呼吸法「座ってできるver.」

この体操で首の付け根を動かすことで、副交感神経を優位にさせる指令が出ます。そのため、深〜い呼吸と連動させて動かすことで、とっても質の高いリラックス効果が得られるんです！

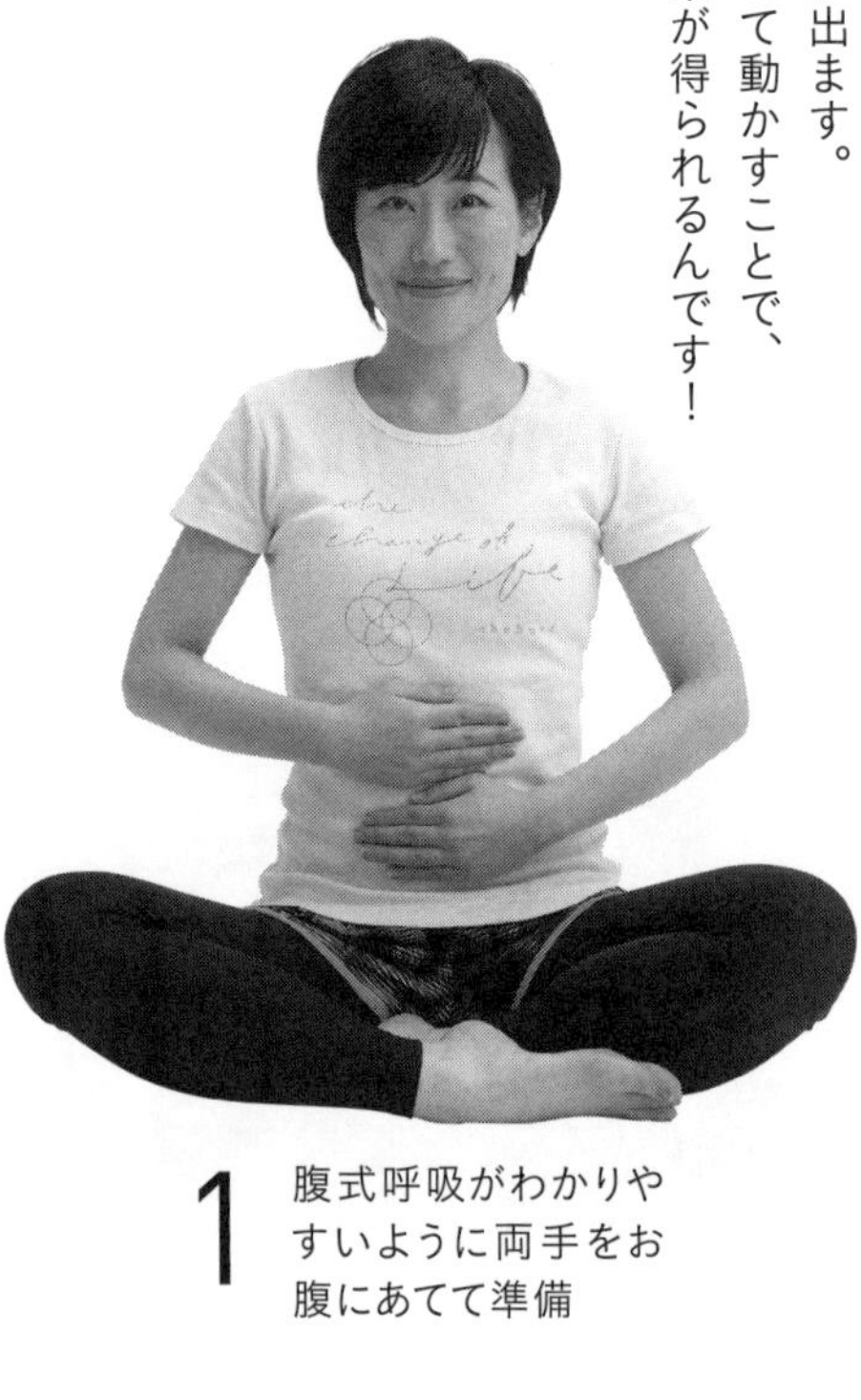

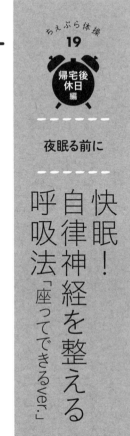

1 腹式呼吸がわかりやすいように両手をお腹にあてて準備

いつ・どこで

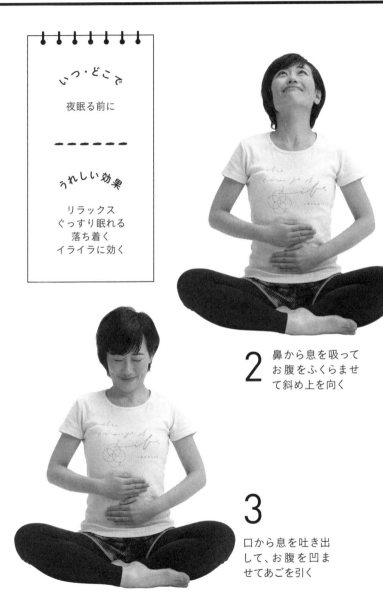

夜眠る前に

うれしい効果

リラックス
ぐっすり眠れる
落ち着く
イライラに効く

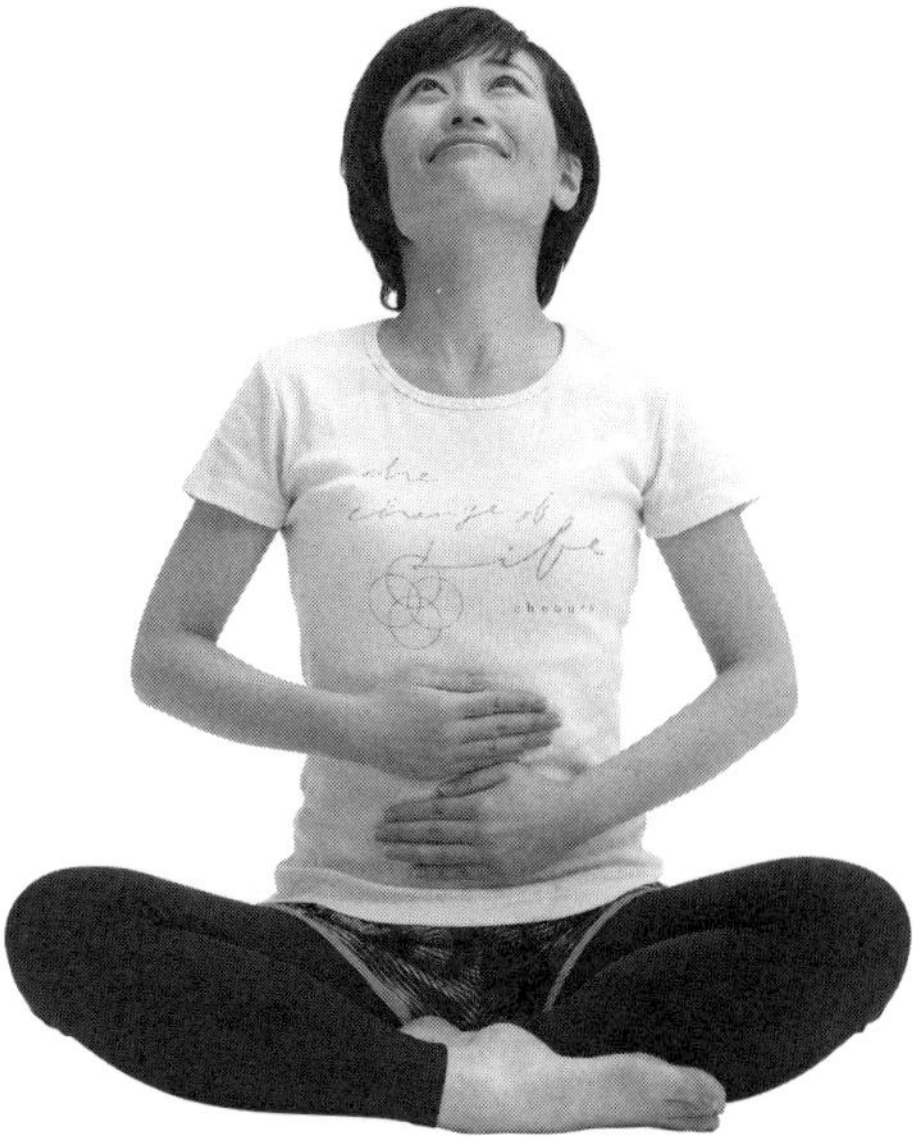

2 鼻から息を吸ってお腹をふくらませて斜め上を向く

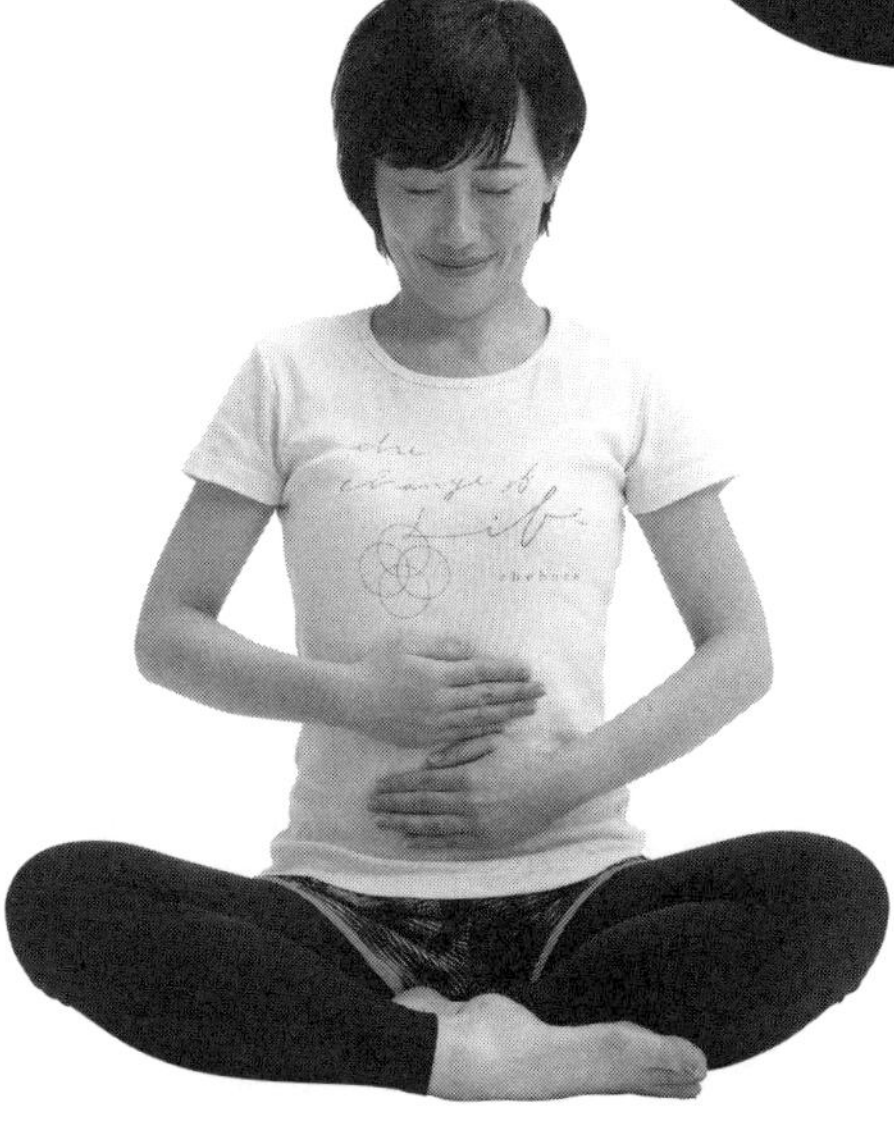

3 口から息を吐き出して、お腹を凹ませてあごを引く

ちぇぶら体操
20

帰宅後
休日
編

夜眠る前に

快眠！自律神経を整える呼吸法「布団の上でできるver.」

首の付け根とお尻の後ろの仙骨《せんこつ》部分を動かすことで、副交感神経を刺激。
2箇所ある副交感神経の要所に同時に働きかけることで、深〜いリラックス効果が得られます。

いつ・どこで

夜眠る前に

うれしい効果

リラックス
ぐっすり眠れる
落ち着く
イライラに効く

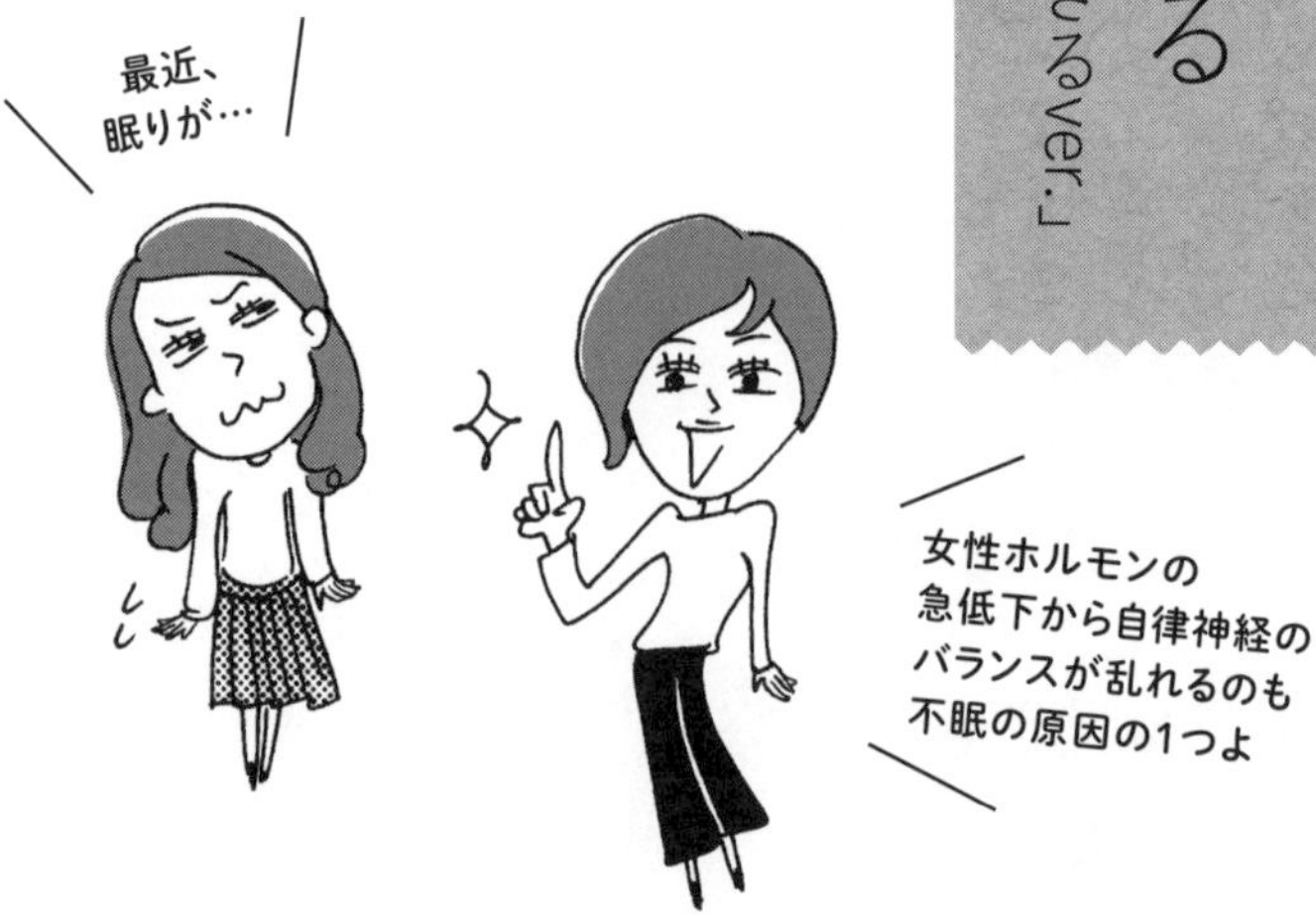
最近、眠りが…
女性ホルモンの急低下から自律神経のバランスが乱れるのも不眠の原因の1つよ

1 仰向けになり、鼻から8秒かけて息を吸い、腰の後ろにアーチを作るように骨盤を傾ける。このとき、あごは天井に引っ張られるように、上をむく

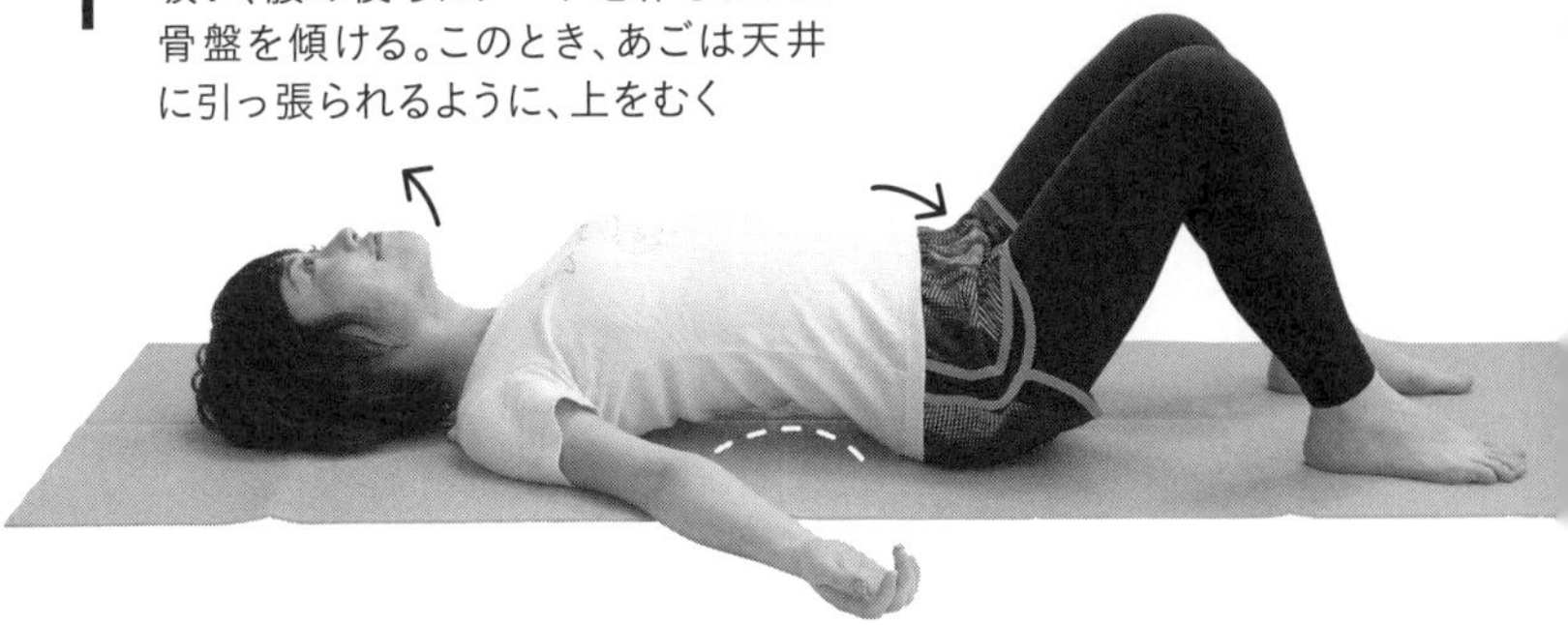

2 口から8秒かけて息を吐き出し、腰の後ろがぴったりと床につくように骨盤を傾ける。あごは引いて二重あごの状態を作る。首の付け根がストレッチされている

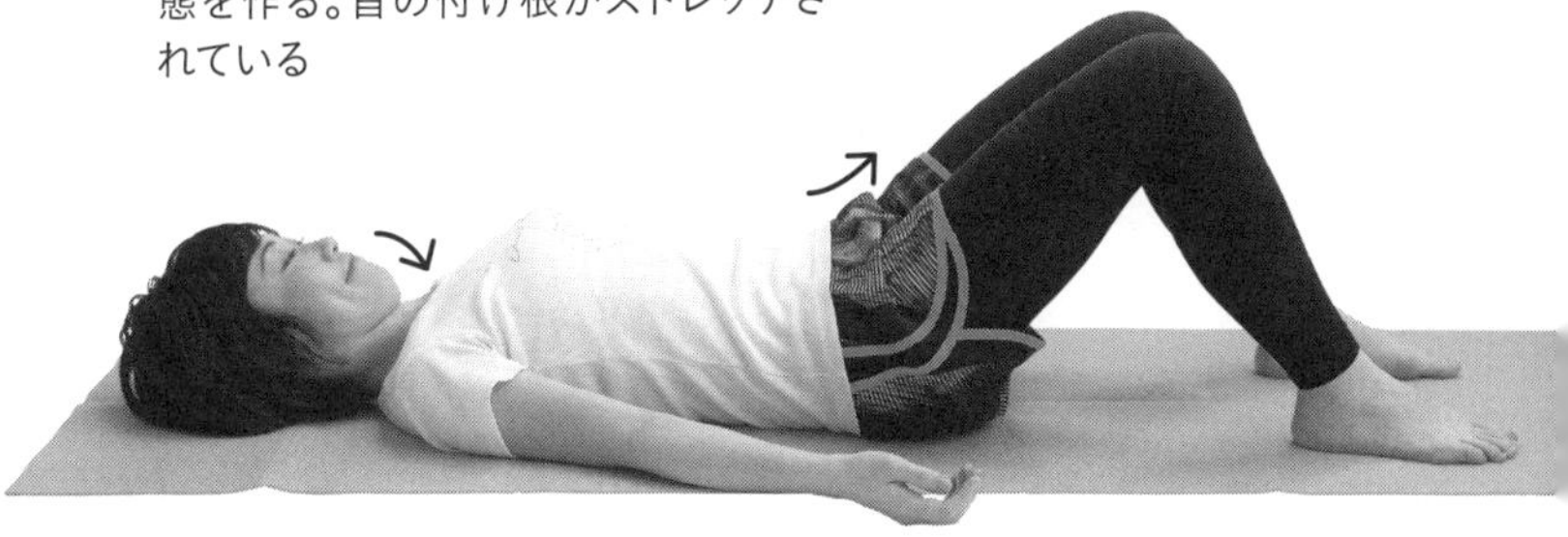

POINT

自律神経のバランスが乱れ、うまくリラックスできなくて眠れない。また、夜中のホットフラッシュや頻尿などで、夜中に何度も目覚めてしまうなどの症状にオススメ。

骨盤と首を同時に動かす。夜寝る前に、布団の上で2～3回行うと、たとえ短時間でも質の高い睡眠が得られやすくなるので、深いリラックスを得たいときにも◎

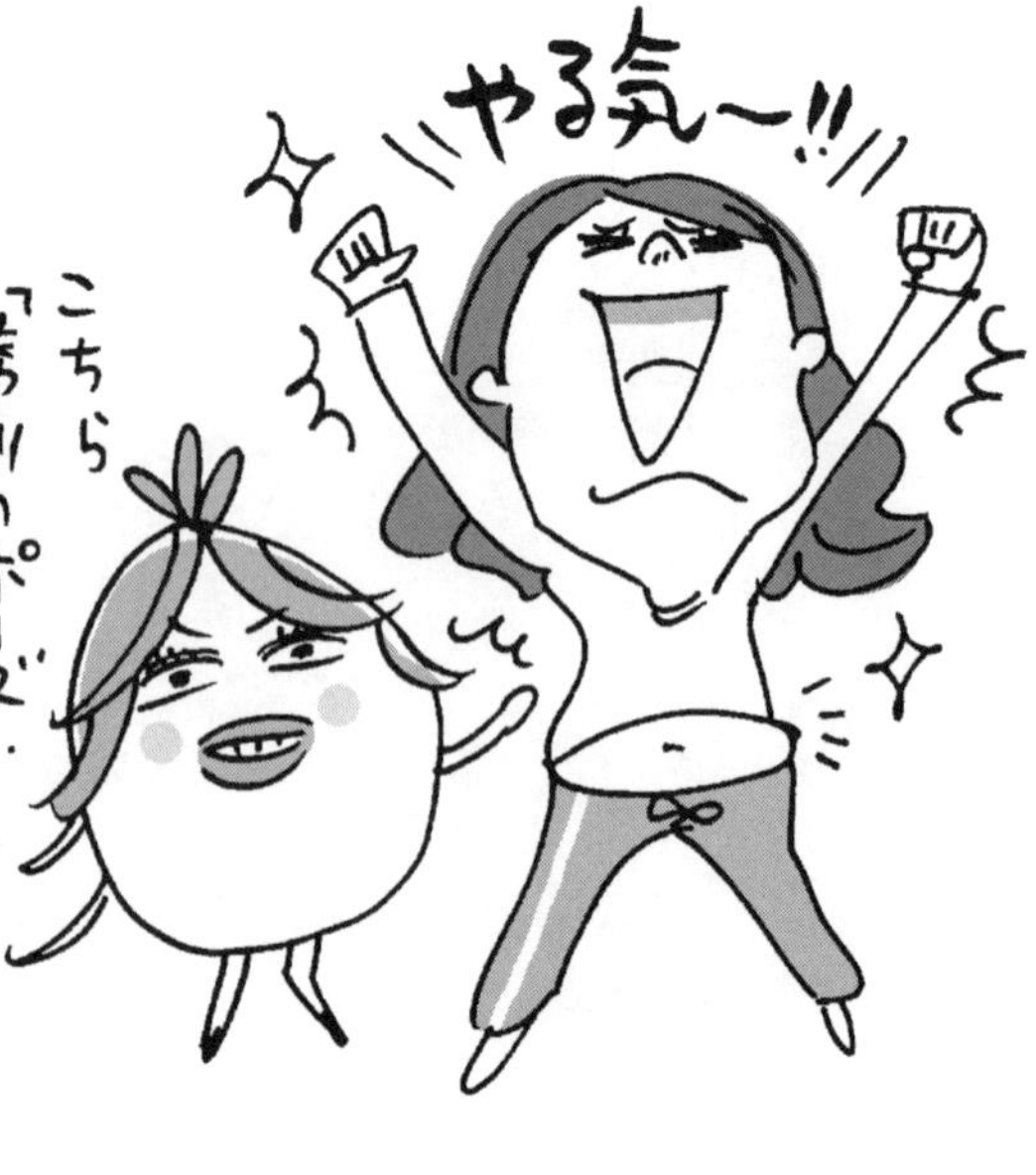
やる気〜!!
こちら「勝利のポーズ」。
やる気もでますが
ヘソも出てます!!

第4章

自分ファーストが大原則！オトナ女子の心づくり習慣

「わがままな自分、キレイやん」と応援される

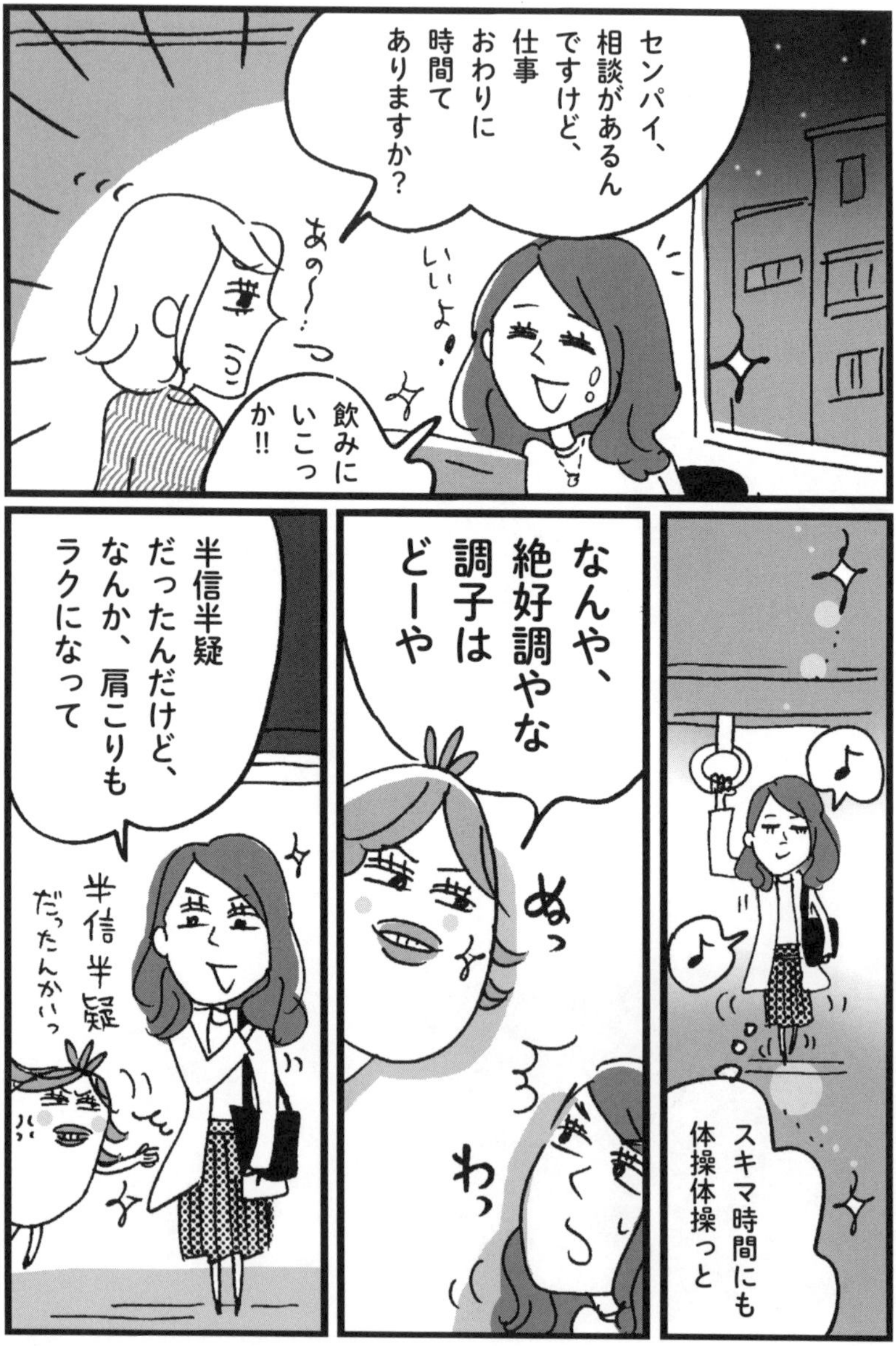
センパイ、相談があるんですけど、仕事おわりに時間てありますか?
あの〜…
いいよ!
飲みにいこっか!!
スキマ時間にも体操体操っと
なんや、絶好調やな調子はどーや
ぬっ
わっ
半信半疑だったんだけど、なんか、肩こりもラクになって
半信半疑だったんかいっ

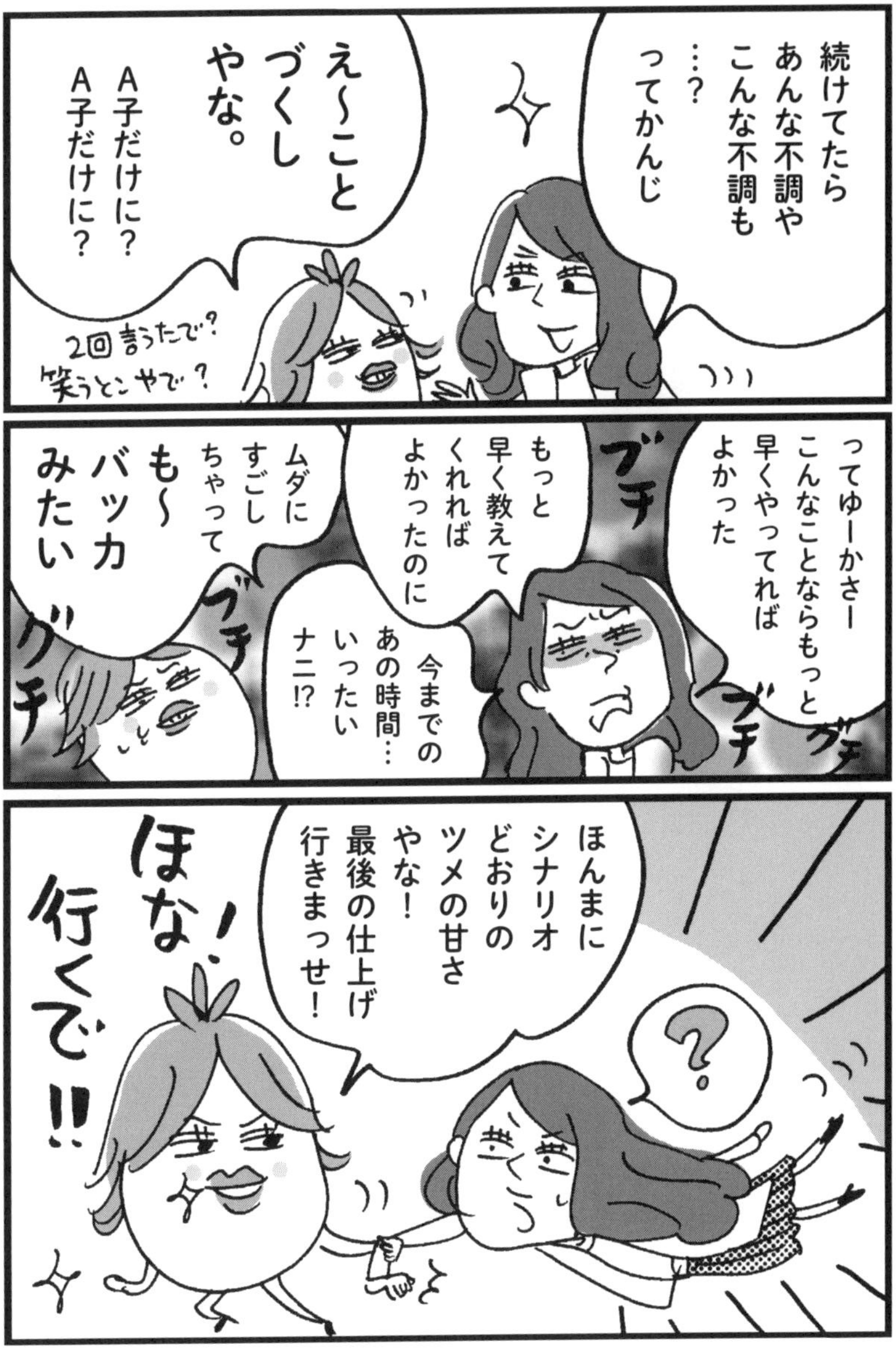
続けてたら あんな不調や こんな不調も …？ ってかんじ
え～ことづくしやな。
A子だけに？ A子だけに？
2回言うたで？ 笑うとこやで？
ってゆーかさー こんなことならもっと 早くやってれば よかった
ブチ
もっと 早く教えて くれれば よかったのに
ムダに すごし ちゃって も～ バッカ みたい
ブチ
今までの あの時間… いったい ナニ!?
グチ
ブチ
グチ
ほんまに シナリオ どおりの ツメの甘さ やな！ 最後の仕上げ 行きまっせ！
？
ほな！ 行くで!!

がんばらない〝暮らしと心〟の習慣を身につけよう

さて、「ちぇぶら体操」いかがでしたでしょうか？

大事なのは、無理せず、自分のペースで生活の中に取り入れていくことです。

2章でも説明しましたが、運動だけではなく、食事や睡眠など生活習慣が若いころよりますます大事になってくるのが更年期。「わかっちゃいるけどイライラする」とか「情緒不安定で家族にあたってしまう」とか、自分をコントロールできずに日常生活に支障をきたしてしまう場合もありますから、この章では、ちょっとした生活習慣とメンタル面でのヒントをお話ししていきたいと思います。

今まで、家事に仕事に育児にとフル稼働でがんばってきたからこそ、これからは「もう、がんばらない」「無理しない」習慣を身につけてもらいたい…そう思うのです。

急に大汗！ ホットフラッシュを乗り越えるコツ

更年期症状の代表格といえば、ホットフラッシュ！ 急に顔がカーッと熱くなったり、汗が吹き出したりする症状です。時と場所を選ばずに起こり、「汗を拭きながら仕事をした」「心配されて気まずくなった」など悩みの種になる厄介者です。

ホットフラッシュが起こったら、焦らずにまずはゆっくり深呼吸。大丈夫、大丈夫。少ししたら落ち着きますよ。

経験者たちが、あってよかったという、ホットフラッシュに備えるグッズを紹介！まずは、手持ちミニ扇風機。とにかく暑いので、顔に風を当てて乗り切ったという方は多数！ 肩にかけるタイプや、卓上に置いて自立して風を送ってくれるものもあるので、家事や仕事中でも、手が塞《ふさ》がらず使えるので便利です。

続いては、首に巻けるタイプの冷却剤や、水に濡らすと冷える冷感マフラーなど、首の後ろを冷やすもの。意外とかさ張らないので、鞄に入れて持ち歩くのもラクです。

また、体温調節ができるよう、すぐに脱ぎ着ができるカーディガンなどの前開きの上着、汗をかいたあとの冷えを防ぐために、簡単に着替えられる肌着を準備しておくと安心です。もし、脇の下の汗じみが気になるなら、衣服の脇の部分に貼る使い捨ての汗取りシートを使うのもいいでしょう。

これらはみんな、ホットフラッシュの症状が落ちついても、夏場の熱中症対策にも使えますよ！

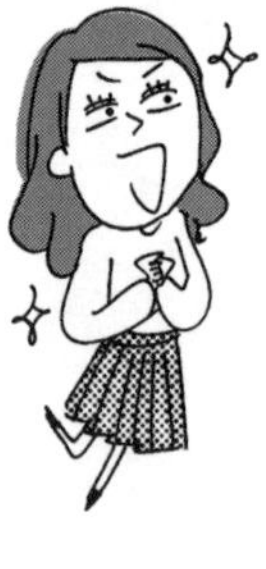

眠れない！ 睡眠トラブル解消のヒント

自律神経が乱れやすくなる更年期は、睡眠のトラブルを抱えやすいときです。眠れない日々が続くと、布団に入ると「今日もまた、眠れないのではないかしら」と緊張して、ますます眠れない、なんてこともありますよね。

そんなときは、**いっそ眠ることを諦めてみましょう**！ 布団から出て、起きていられるだけ起きているのです。え？ トンデモなアドバイス？ いえいえ、これは刺激制御法といって睡眠障害の治療でも行われる方法。布団は眠るときだけ使います。読書や食事や心配事は布団の上ではしない。眠れないなら布団の上では過ごさない。そして、たとえ**眠る時間が遅くて、朝どんなに眠たくっても、同じ時間に起きる。**朝を起点にすることで、体内時計がうまく働き、「メラトニン」という体全体を眠りモードにするホルモンが、ちょうどいい時間に分泌！　夜ぐっすり眠れるようになるんです。それに、諦めがつくと、寝なきゃいけない……というプレッシャーから解放されますし、寝るときだけ布団を使うことが習慣づけば、今度は布団に横になると、ついつい眠ってしまう……というように、体が慣れてきます。

また、人は体温が下がるときに眠りやすくなるのですが、この特性をうまく活用する方法もあります。夕方に運動をして体温を上げておいたり、寝る1時間半前くらいにぬるめのお風呂に入って体を温めると、良質な睡眠が得られやすくなるんですよ。

この時期は、眠っているのに、ホットフラッシュや頻尿で何度も目覚めて睡眠が中断されることもあるでしょう。睡眠不足じゃないかと不安になりますが、翌日、「よく眠れた」「疲れが取れた」と感じられていれば大丈夫。必要な睡眠時間は人それぞれ。毎日連続で7時間眠らなくちゃいけない、なんてことはないのです。数字よりも自分の体の声を信じてみましょう。

美しさと健康、どちらも手に入れる40代からの食事

「美容食　体にいいのと　食べすぎる」

「ダイエット　軽々超える　リバウンド」

更年期あるあるを、五七五で表現する「おとな女子川柳」を募集したところ、このような川柳の投稿をいただきました。


つい食べすぎてしまう！　更年期太りが気になる！　という悩みはつきものですが、40代以降は、食事制限のダイエットはオススメではありません。無理なダイエットは筋肉まで落とすことにもなりがちで、健康になるどころか、体調を崩してしまいます。また、怖いのはリバウンド。食事制限をすると、脳が「生命の危機だ！」と勘違いして、より脂肪を蓄えようと、ますます太りやすい体質になります。リバウンドをくり返す

ことで、筋肉が落ちて脂肪が増える一方……なんてことにならないように注意！　です。
また、歳を重ねるごとに、「基礎代謝」が下がり太りやすくなる……。そう、思い込んでいませんか？　基礎代謝とは、体温維持や心拍や呼吸、内臓機能を動かすなど、人間が生きていくために必要なエネルギーのこと。たしかに、日中、座っていることが多く、動くのは買い物や家事くらい、という生活が続くと、筋肉量とともに基礎代謝も低下します。

しかし、**基礎代謝の2割は筋肉が占めています！　筋肉をつけるのに歳は関係ありません。**つまり、基礎代謝量の2割も、自分でコントロールができるのです。ここまで読み進めたあなたなら、そのために、何か特別な時間や道具を使ったトレーニングは必要ないことがわかっているはず。さぁ、骨盤をスッと起こしてチェンジ・オブ・ライフの「ちぇぶら習慣」を今から、始めましょう！

基礎代謝量と筋肉を落とさないためにも、過度な食事制限よりも「正し

く食べること」そして、**「身体の活動レベルを上げること」がとっても大切**です。

更年期といえば「抗酸化作用のあるポリフェノールを摂りましょう」とか、「大豆を食べましょう」など、特定の食品が注目されがちですが、実は、美と健康への近道は、偏りなく、必要な量を、バランスよく食べること。

食事の適量は、性格・年齢・活動・活動量で異なりますが、バランスのよい食事を簡単にイメージするなら、和食の定食です。ご飯などの主食、魚や肉などの主菜、サラダや野菜やきのこなどの副菜をそろえます。食材を選ぶ時に、糖質・タンパク質・食物繊維という、3つの栄養素が豊富に含まれるように食材をチョイス。農林水産省の食事バランスガイドには、理想的な食品の組み合わせや食べる量の目安が書いてあります。

ゲゲー！　ただでさえ忙しい日々、毎日そんなことできません！　ですよね。

毎食じゃなくて、いいんです。

外食するときはできるだけ多くの食材が使われているメニューを選ぶ、焼肉の次の日は野菜を多めに食べるなど、あまりストレスがかからない方法を見つけて、3日くらいをかけて帳尻を合わせられるように工夫していきましょう。

最後に、食べながら健康的に痩せる究極の方法を紹介します。

それは、**ご飯を口に運ぶたびに、お箸を一旦、テーブルの上に戻すこと**、です。

そんなの面倒ください！　と言わずに、一度でいいです。試してみてください。次から次へと、ご飯を頬張ることがなくなり、しっかり噛んで食べられるようになるのです。

しっかり噛むと、満腹中枢が刺激されて、適度なところで食欲を抑えてくれます。

また、よく噛むと脳内物質の働きが作用して、内臓脂肪の分解を促すこともわかっています。もちろん、時間をかけてよく噛むことに慣れてきたら、お箸は持ったままで、大丈夫です。

美と健康の近道は食のバランス

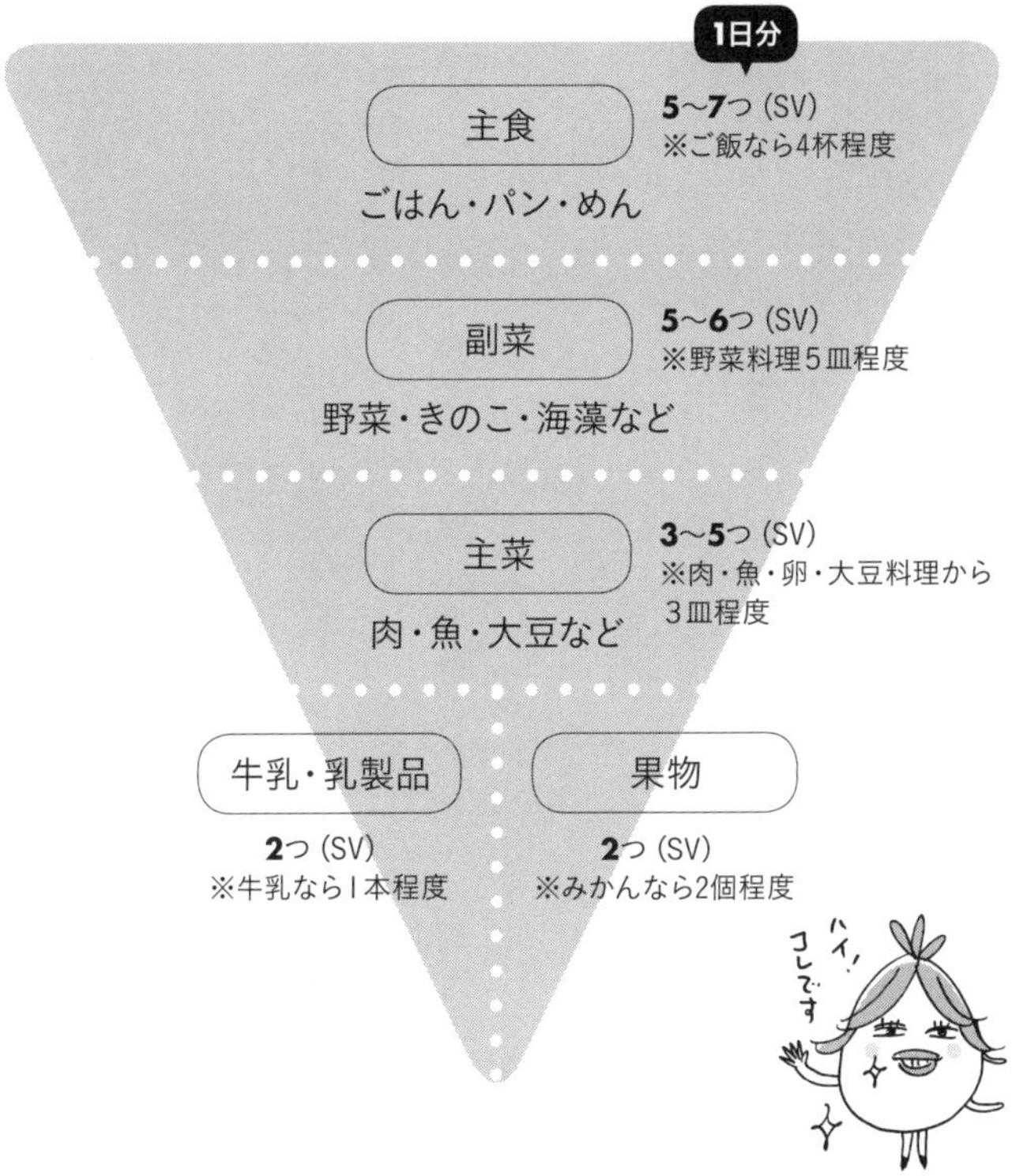

日本人の食事摂取基準（厚生労働省）では、40代女性の推定エネルギー必要量は2000kcal/日。また、身体活動レベルによっても必要なエネルギー量は変わってきます。立ち仕事や移動が多い人など活発な運動習慣がある人は＋300kcal、逆に座っていることがほとんどの人は–300kcalが目安になります。

参考：SVとはサービング（食事の提供量）の略。厚生労働者・農林水産省「食事バランスガイド」

パートナーや家族と、穏やかに幸せに過ごすために

「夫や家族にわかってほしかった」

これは、更年期経験者1000名以上の女性にアンケートをとるなかで見えてきた、女性たちのリアルな声。更年期を豊かに過ごすには、本人が正しい情報を知るだけではなく、周囲の理解が欠かせません。

ダイナミックに女性ホルモンが変化する更年期は、時に心と体が自分の思い通りにコントロールできなくなることがあります。「イライラして、つい夫や子どもに当たってしまった、トホホ……」と自己嫌悪に陥ってしまうこともあるでしょう。

ここでは、更年期を卒業した先輩たちの、家族理解を深めた工夫をご紹介します！

「大変だと言うことすらしんどくて、察してよ～と、思いましたが、全く理解されず！仕方なく『更年期で体が思い通りにいかない』と夫に伝えたところ、体調を気遣って家事をしてくれたり、一緒に散歩に出かけるようになりました。言葉で具体的に伝えることが大事だと思いました。（M・Aさん）」

「まずは知ってもらうことだと思いましたが、自分ではうまく説明できない。そこで、更年期のことが書いてある本を家族に渡して、理解してもらえるように工夫しました。（S・Tさん）」

心と体の不調の原因は、本人や周囲ではなく、女性ホルモン。今が特別な状況であることを、まずは自分が理解して、周囲にも伝えて知ってもらえると過ごしやすいですよね。更年期には必ず終わりがあります。今だけが特別な状況なんだとわかれば、自分も周りの人も救われるはずです。

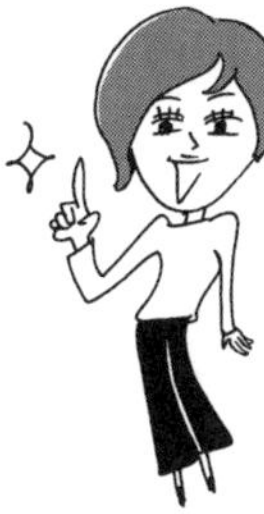

イライラしてたまらない！こんなとき、どうする？

イライラがとまらない！　ついに性格まで変わってしまったのかしら？　そう疑いたくなるほど、感情のコントロールが思い通りにいかなくなる更年期。特にイライラすることが増えると、ストレスも溜まるし、ツラいですよね。

「スーパーのレジ袋が指が滑って開かなくて、イラッ！」「テレビを見る夫の笑い声で、イライラッ！」というような、**突発的なイライラには、すぐにできる深呼吸がオススメ**。鼻から大きく息を吸って、空気をためた状態で4秒キープ！　そして口からゆっくり息を吐き出します。副交感神経が刺激されて、気持ちが落ち着きます。

一方で、「なんだか理由もないのにイライラがとまらない」という、**慢性的なイライラには、頭のマッサージ**を試してみてください。手の指の腹で頭皮マッサージをするように、頭全体をまんべんなくほぐします。血流が良くなりスッキリと頭が軽くなります。怒りの感情やイライラを昔から、「頭に血が上る」と言いますが、頭の血流をいい状態に保っておくと、イライラの頻度が下がります。

そのほかにも、**大声で歌う！　ヘンテコでもいいから好きな音楽をかけて自由に踊りまくる！　思いきり泣く！**　というように、イライラの感情をエネルギーに変えて発散する方法もいいです。エンドルフィンという幸せを感じさせる脳内ホルモンが分泌されて、気持ちを切り替えられます。

余裕があれば、イライラの原因は、自分にとって重要なことか、そうでもないか。自分でこの状況を変えられるのか、変えられないものなのかを、紙に書き出して心の整理。客観視できると、「なーんだ、大したことないじゃん！」と思えたり、「自分がイライラするほどのことじゃなかった」と冷静になれます。

また、イライラの原因は、体調がすぐれていないからということもあります。よく寝て、ちゃんと食べて、よく動く。好きなことをして笑う。まずは自分を満たすこと。更年期からは、心の健康のためにも、「自分ファースト」でいきましょう！

大忙しのオンナの転機「ミッドライフクライシス」

いよいよコーネンキーとの旅も仕上げの段階へ突入。

ここからは、**心のシフトチェンジ**についてお伝えしていきましょう。


人生の折り返し地点の40代半ば以降は、女性に限らず多くの人が自分の人生を振り返るころ。


どんなに好調な人生を歩んできた人でも、ふとした瞬間に、

「この人生でほんとによかったのかな」

「ほかにも歩むべき道があったんじゃないか」

「私の生きる意味ってなんだろう……」

といったバクゼンとした不安がよぎるもの。この現象は「ミッドライフクライシス」

と呼ばれています。数々の名作を生みだしたロシアの文豪トルストイでさえ、自分のなすべきこと、生きる意味の不確かさから著作活動ができなくなったそうです。

この時期は、仕事の立場や内容が変わったり、子どもが巣立って家族構成が変わったり、親の介護が必要になったりと環境も大きく変わるとき。

そうなると、特に**女性にかかる負担は大きい！** 社会の意識が変わってきたとはいえ、まだまだ女性のワンオペ（一人で家事育児介護などをまわしていくこと）事情がすっきり解決♪……とはいきませんから、自分のことはそっちのけで周囲のことに手がかかるかも。しかも、そこへ更年期の不調が重なったら……と考えるとかなりユーウツですね。

でも、ご心配なく！ 事前に知って備えることが最大の防御になるのは、お伝えしてきたとおり。そして守るだけじゃなく**更年期はチャンス**にできるんです。環境も体調も変わるこの時期だからこそ、より豊かに生きるヒントがたくさんあります。

では、人生を好転させるための心づくり習慣、一緒に体験していきましょう！

生きがいと更年期の意外な関係、おしえます！

更年期の研究は年々進んでいるのですが、日本母性衛生学会が行った興味深い調査結果があります。それは、

「生きがいを持っている女性は、更年期症状が軽い」

というもの。また、アメリカのマウントサイナイ医科大学の行った研究では、「生きがいを持つ人は、心血管疾患の発症リスクが低く、**健康寿命が長い**」という報告もあります。つまり、生きがいのある人ほど健康で長生きだということ。

生きがいのある人生を送っていたら、やりがいに満ちたハツラツとした日々を活動的に送っているのは想像に難くないですね。心身ともに健康的なのはうなずけます。

医学的エビデンス、お墨付きもあるんですね。

では、質問です。あなたの生きがいは何ですか？

……と突然聞かれて、「私の生きがいは～です！」と自信をもって即答できる人は、少ないですよね。かくいう私だってその一人でした。今でこそ、「更年期女性のサポートは私のミッション！」と思っていますが、そもそも、生きがいってなんぞや？　って思いませんか？　なので、まずは**「生きがいが見つかる４つの質問」**に答えてみてください。

１「あなたの好きなことは何ですか？」
２「あなたの得意なことは何ですか？」
３「あなたが感謝されることは何ですか？」
４「あなたが死ぬまでにやりたいことは何ですか？」

小さなこと、ささやかなことでＯＫ。心に浮かんだことを次のページに書き込んでみてください。だれかに見せる必要はないので、「あなた」の答えを存分にどうぞ！

生きがいが見つかる４つの質問

思いつく限りたくさん書き出します。
フセンに書いてもOK。

あなたの好きなことは何ですか？

あなたの得意なことは何ですか？

あなたが感謝されることは何ですか？

あなたが死ぬまでにやりたいことは何ですか？

ちぇぶら流「生きがいマップ」

前ページで書き出したことを、
円の中に書き入れて、整理してみましょう。

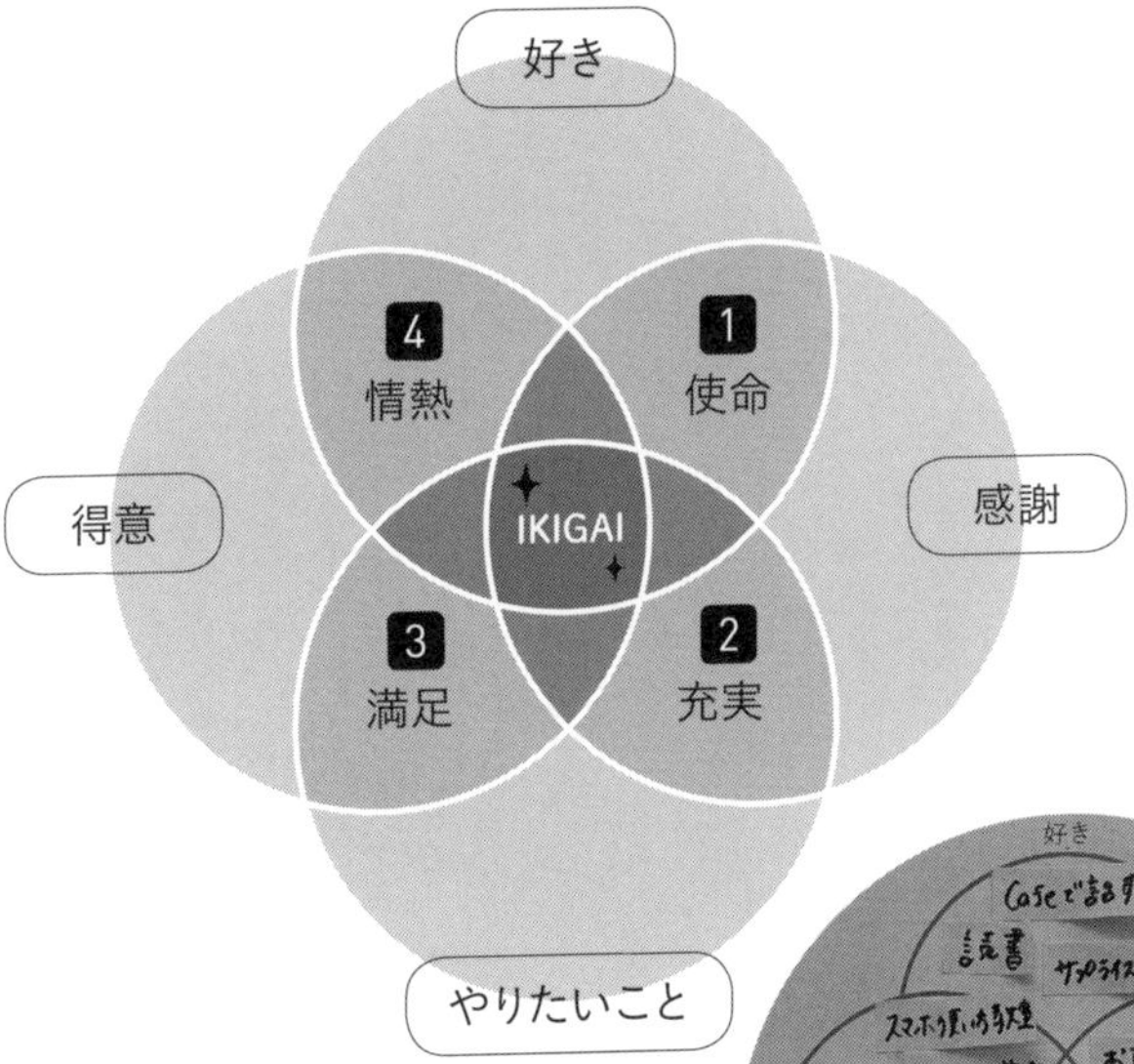

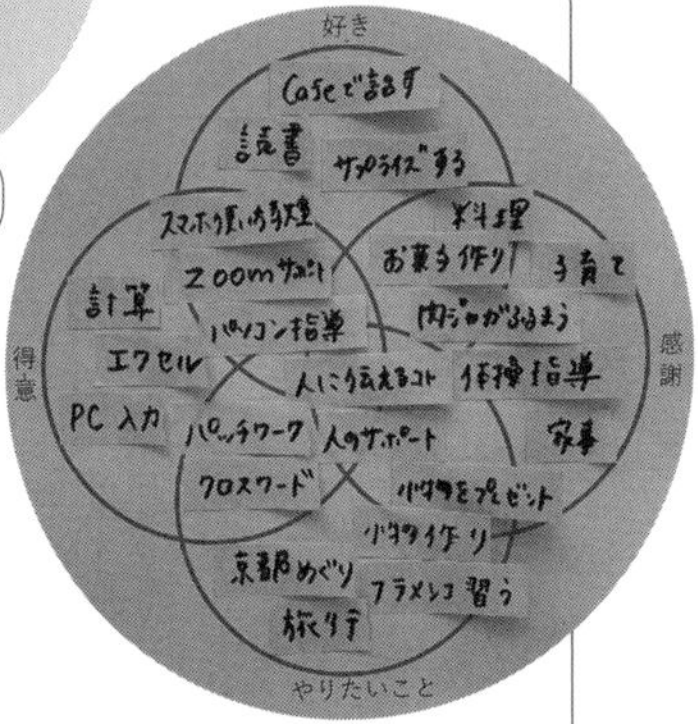

「生きがい」は人それぞれ。自分が「生きがい」と感じることに他人の評価は必要ありませんし、空白の場所があってもOK。趣味、家族、仕事、ボランティアやスポーツ、あなたはどんなことが見えてきましたか？

「生きがい」を読み解くヒント　～円が重なる部分に注目～


1は、あなたの天職や使命！　一念発起して、新しい仕事をスタートするのもいいかも！

2は、活動することで充実感が得られます。意識することでより豊かな人生に。

3をすれば心が満たされます。今日から実現に向けて一歩スタートしましょう。

4は、情熱をもって取り組めます。深めれば、その分野の専門家になれるチャンス！

「人のことは大事。自分のことはもっと大事」と心せよ

どうですか？　あなたの生きがいが見えてきたでしょうか？

「好きなことを改めて確信した」「やりたかったことを思い出した」という人は、ワクワクしてきますよね。

「なかなか答えが浮かばない……」という人も焦る必要はありませんよ！　生きがい探しはライフワークみたいなもの。あなた自身が「気持ちいいな」「うれしいな」「楽しいな」「面白いな」ということを日々感じながら生きていけば、自然と見つかるはずです。

そして、「やってみたいな」ということがあれば、どんどんトライしてみてください。

そこで覚えておいてほしいのは、**「あなたの満足がいちばん大事」**だということ。

自分を優先することに罪悪感を抱いたり、周りの評価が気になってしまったりする

こともあるかもしれませんが、それ、必要ありませんよ！

そうはいっても、会社や仕事の都合もあるし、夫や子ども、親の介護もあるから好き勝手はできない……ですか？　もちろん、会社や仕事、家族を投げ出してというわけじゃないです。でも、どれもあなた一人で支えているわけじゃないですよね？

同僚に仕事を頼む、部下にゆだねる、家族に家事をやってもらう、介護サービスを利用する、施設への入所を検討するなど、周りにはどんどん助けてもらってください。**だれかに頼んだりゆだねたりすることは大切なスキル。**慣れていないと勇気と手間のいることですが、ワンオペ地獄にはまらないためにも欠かせません。

人のために何かをするのはすばらしいことですが、そこで無理をして体調を崩してしまったり、不満がたまってしまったりしたら本末転倒です。

あなたの人生の主役はあなたです。更年期症状は、「そろそろ自分を優先して生きたらどう？」という心と体の声かもしれません。

周りの人に心からやさしくなれる秘訣は、まず自分が満たされること。更年期からは、**自分ファーストでみんなが幸せになる**ってこと、忘れないでくださいね！

快適な人生100年をデザインしてみる

更年期からは「自分ファースト」が大事！　これって、あなたが主体的に人生の選択をしていく、つまり、**「自分の人生の手綱は自分で握る！」**ということです。

そのためには、行き当たりばったりじゃなくて見通しをもてたほうがいいですよね。

というわけで、あなたの人生100年をデザインしてみましょう！

160〜161ページの「ライフ&キャリア・デザインシート」は、ちぇぶらのセミナーで実際にみなさんにも書き込んでもらっているものです。

上段には、年齢とともに訪れるホルモンの変化や気をつけたい病気があらかじめシートに記載されています。下段の「ライフ」「キャリア」「暮らし」の欄に、それぞれの年代に起こったこと、これからの予定を書き入れていきましょう！

「ライフ」の欄にはライフイベントを。結婚、引っ越し、出産、旅行など、これまでの出来事や転機を振り返り、将来のワクワクするイベントを記入しましょう。

「キャリア」には、仕事だけでなく、身につけた資格などの技術や知識・経験、地域活動、趣味などを。**専業主婦も立派なキャリア**ですよ！

「暮らし」には、家族など身の回りの環境の変化を。子どもの受験や入学、就職、パートナーがいる人はその定年などを書き込みましょう。両親の**75歳の年にもチェックを**（3人に1人が要介護となるのがこの年齢です）。心がまえは備えになります。


身近な人のことまで含めて人生を俯瞰《ふかん》して眺めてみることで、プランが立てやすくなり、より具体的な心がまえができるのが、このシートのよいところです。

楽しいことも、注意したいことも、「今のうちに準備をしておこう」という対策がとれますから、変化を無防備なまま迎えるより、ずっと納得のいく対応ができるはず。

こうして眺めると**人生後半が本当に長い**というのも実感できますね。これからやってくる黄金期と一度きりの人生を自分らしく楽しむために役立ててくださいね。

ライフ&キャリア・デザインシート

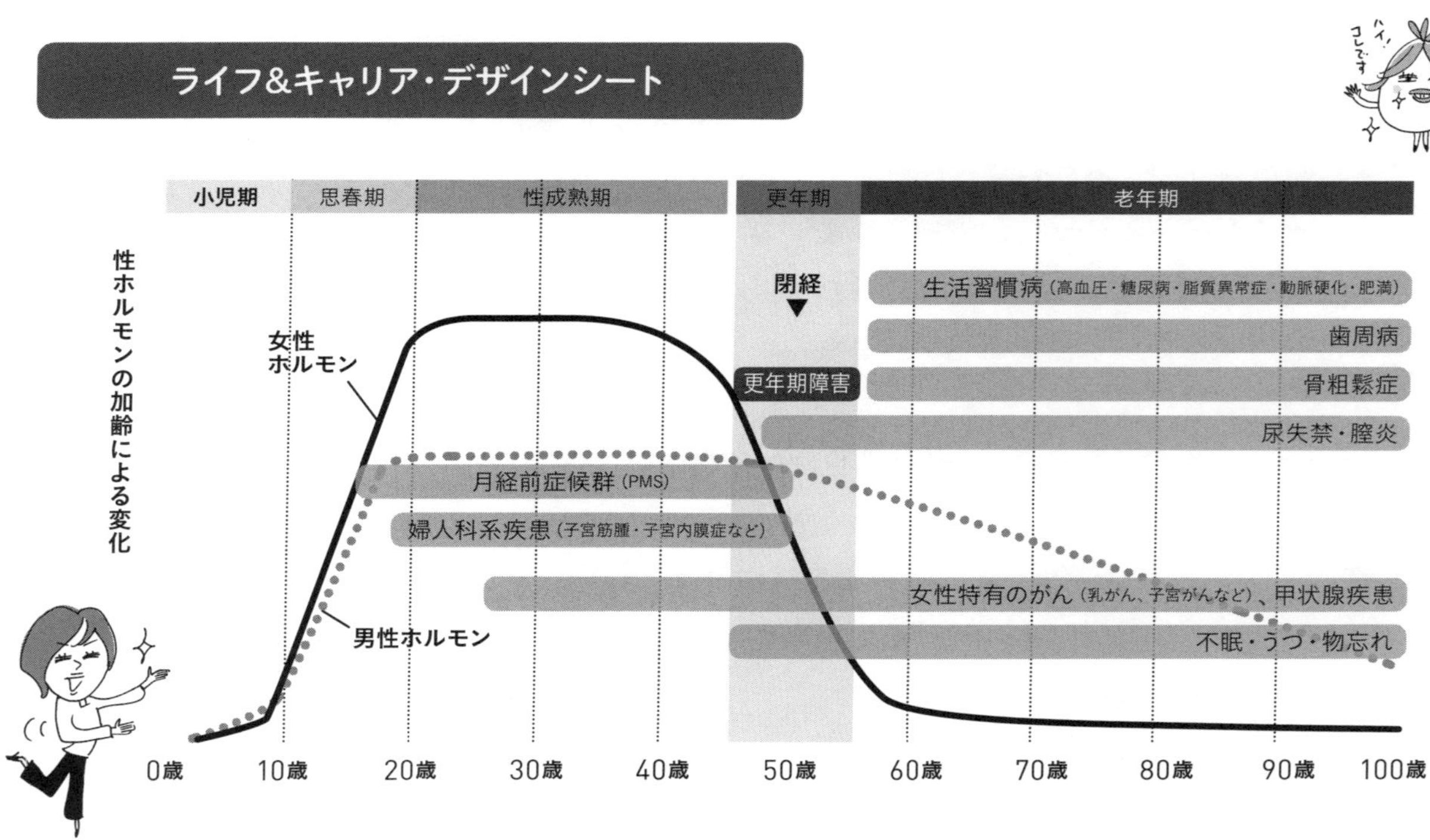

	0歳〜10歳	10歳〜20歳	20歳〜30歳	30歳〜40歳	40歳〜50歳	50歳〜60歳	60歳〜70歳	70歳〜80歳	80歳〜90歳	90歳〜100歳
ライフ 引っ越し 結婚・旅行 趣味										
キャリア 就職・転職 独立・資格 昇進 地域活動										
暮らし 介護 子育て										

【記入するものの例】
・部活　・引っ越し　・一人暮らし　・結婚　・家購入　・進学　・就職　・出産　・子どもの思春期　・子どもの進学
・夫の退職　・親が75歳　・資格取得　・運動習慣　・趣味　等…

一度の人生、いちばん快適な場所を選び取ろう！

ライフ＆キャリア・デザインシートを使って、人生をデザインした結果、それまでの働き方や生活を大きく変えた人もたくさんいます。

ある人は、デザインシートを書き込みながら、「この働き方を60歳まで続けるのか」ということに改めて向き合ったら、「その後、何ができるんだろう？　そもそも60歳までもつのかしら……」と考えて暗い気持ちになったそうです。

その方はSE（システムエンジニア）の仕事をしていたのですが、時間に追われながら夜中まで働いて、しかも朝も早い。心身ともにギリギリのところで更年期の不調も重なり体調はボロボロ、という状況。デザインシートを書き込むうちに、

「このままでいいの、私？　**チャレンジするなら、今じゃない!?**」

更年期をハッピーに過ごすために

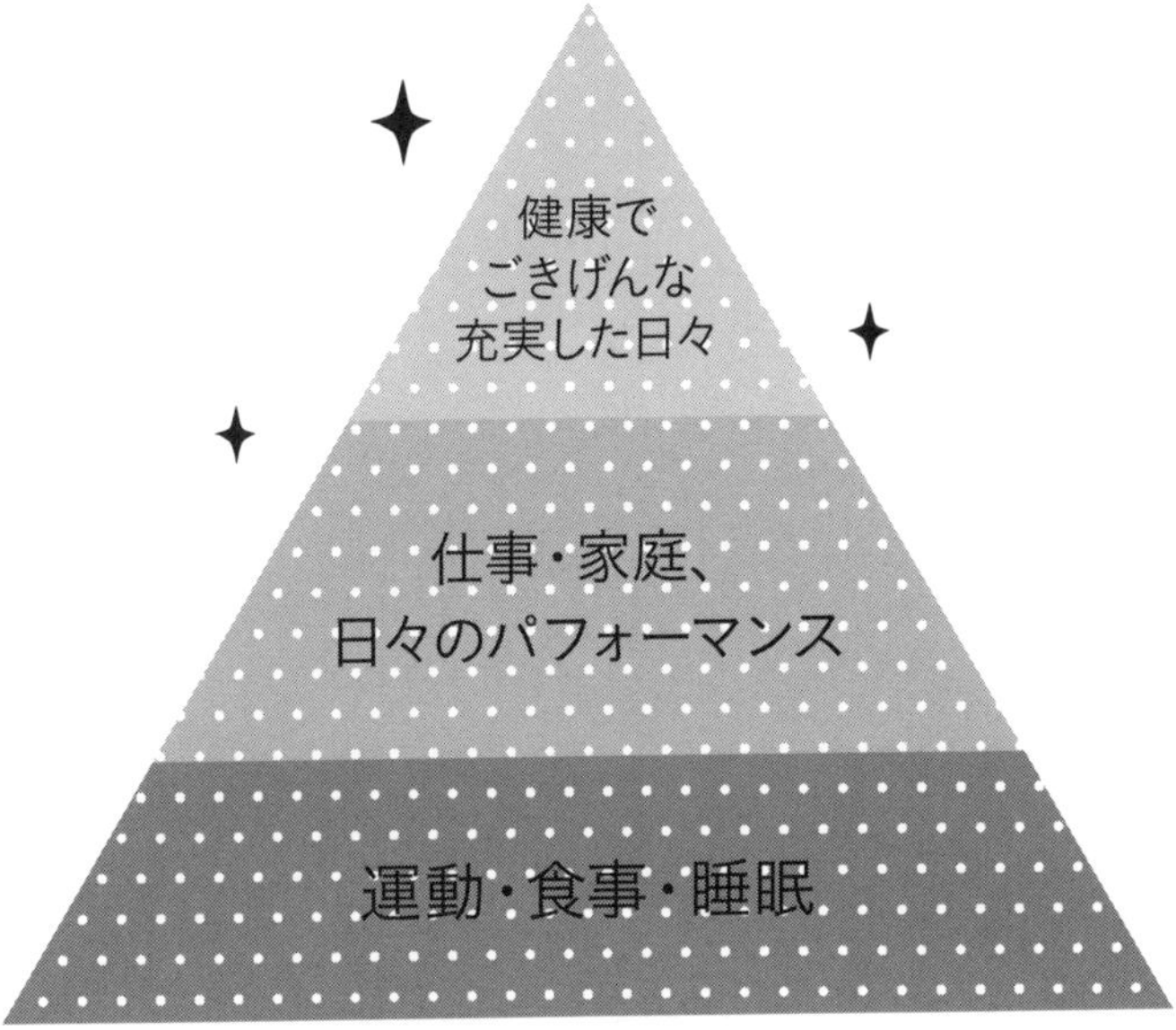
健康で
ごきげんな
充実した日々
仕事・家庭、
日々のパフォーマンス
運動・食事・睡眠

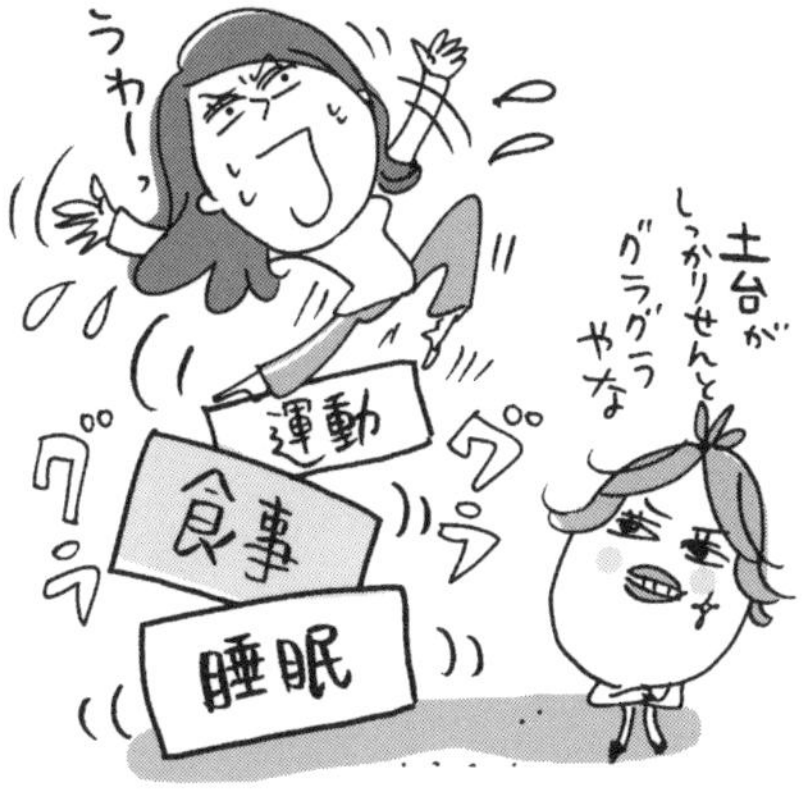

とパーッと霧が晴れるように未来への覚悟が決まり、会社を辞めて起業しちゃったんです。現在は、ホームページを作る事務所を立ち上げて活躍されています。

ちぇぶらのセミナーを受けて、「Change of Life」してしまった人の中には、しっかり考えた上で大胆な決断をする例がたくさんあります。

体調や生活環境の変化をきっかけに、そこで現状をきちんと落ち着いて分析、「未来の自分はどうありたいか」を検討しての転身なので、ほとんどの方が納得のいく結果になっているようです。

「私はどうしたいんだろう、どうありたいんだろう？」

この自分への問いかけが、快適な人生への転機になるんですね。

あなたはどうですか？　一度きりの人生を楽しんでいますか？

運動、食事、睡眠はきちんととれていますか？

働き方、日々の過ごし方、趣味や友人との交流、生きがいはありますか？

あなたの望む人生に近づくようにチェック、デザインしてみてくださいね！

「自分ファースト」を叶える、ちょっとしたコツ

「自分ファースト」が大事、といっても、これまで家族や会社の都合を優先してきた人にとっては、なかなかスムーズにできないかもしれません。なかには、「そもそも、自分ファーストって何をどうすること？」という意識改革からスタート、という人もいると思います。

だれかのために時間を使って自分のことは後回し、という方もいるのではないでしょうか。そんな人には、**自分の楽しみの時間を優先的にスケジューリング**しちゃうことがオススメです。

小さいことでかまいません。たとえば、観たいドラマ、習い事の時間は死守する、お風呂タイムは絶対1時間、なんてことでOK。会社優先だった人なら週末に行きた

かったイベントの予定を入れてしまうのもいいですね。家族のお世話に追われている人なら、友達との飲み会の日は事前に伝えておいて、「この日は遅くなるから、ご飯食べて寝ててね」という具合です。

存分に楽しんで充電できたら、また**会社や家庭でも元気に過ごせる**はず。

もしも、いない間に頼んでいた仕事や家事が片付いていたら、「悪いな」「申し訳ないなぁ」ではなく、「助かった！」「ありがとう」とどんどん言葉に出してくださいね！

感謝されて頼りにされたら、たいていの人はうれしいものです。

そうやって、自分ファーストを堪能できると、相手が自分の時間を使うときも、快く協力できますから、居心地もよくなる、という好循環が生まれます。

「わがまま」になるというのは人に頼ること。そして、**頼り合える関係を築く**こと。

もしも、あなたのいる場所がそんな関係が築けないところだったり、あなたの存在をないがしろにする人がいたりしたら……、心理的、物理的に距離をおくか、この先まだまだ長い人生のために、よぉーく検討をしてみる必要があるかもしれませんね！

どんなときでも「OK！」になる魔法の言葉

さて、そろそろコーネンキーとの旅も終わりに近づいてきました。

最後に、お伝えしておきたいのは、

「グチや言い訳は健康に悪い」

ということ。

アメリカの神経科学者アレックス・コーブ氏によると、「うつ病は脳の神経可塑性《かそ》によって引き起こされている」のだそうです。

「神経可塑性」とか言われても何のことやら……ですが、氏の説をかみ砕いて要約すると、「不平不満、言い訳、グチを言葉にすると、ネガティブ脳がつくられ、しまいにはうつ病などの精神疾患を発症させる」ということ。

ネガティブ思考で実際に精神を病んでしまうなんて……、これは避けたいですね。

というわけで、日々の何気ない思考のクセはプラスに変化させちゃいましょう！

たとえば、通勤電車が事故で止まってしまったとき。

「うわっ、最悪。早起きした意味ないわー。ホントついてない……」

ではなくて、

「読みかけだった本が読めるし、まぁ、いっか♪」

という具合です。

やってみるとわかりますが、実際に言葉に出してみると、気分が変わって、「まぁ、この状態も悪くないかな」と考えも変わってきます。

それに、**どんなにイライラしたところで起こったことは変わりません。**

ならば、上手く切り替えられたほうがいい気分でいられてよくないですか？

そうは言っても、「そんなポジティブな切り替え、すぐに出てこないよ」という人もいるでしょう。

ネガティブ人間とポジティブ人間は、こうして作られる！

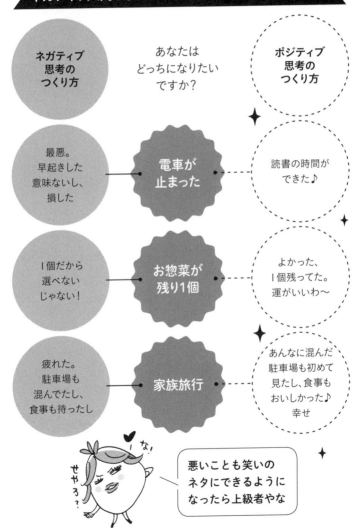

ネガティブ思考のつくり方

あなたはどっちになりたいですか？

ポジティブ思考のつくり方

ネガティブ思考	出来事	ポジティブ思考
最悪。早起きした意味ないし、損した	電車が止まった	読書の時間ができた♪
1個だから選べないじゃない！	お惣菜が残り1個	よかった、1個残ってた。運がいいわ～
疲れた。駐車場も混んでたし、食事も待ったし	家族旅行	あんなに混んだ駐車場も初めて見たし、食事もおいしかった♪幸せ

悪いことも笑いのネタにできるようになったら上級者やな

「また、ポジティブか……」という批判精神旺盛なシニカルな方もいると思います（それも個性です）。

疲れすぎていて、ポジティブに変換する気力が足りないときだってありますよね。

そんな人や、そんなときにも使える魔法の言葉があります！

「まぁ、いっか」

はい、口に出して言ってみてください。

「まぁ、いっか」

ね？　肩の力が抜けて楽になりませんか？

起こったことを許してあげる、イライラがすっとおさまる魔法の言葉です。


人生、思い通りいかないことや不調はつきもの。どんなときでもＯＫになる、いいアンバイな言葉なので、ここぞというとき活用してみてくださいね！

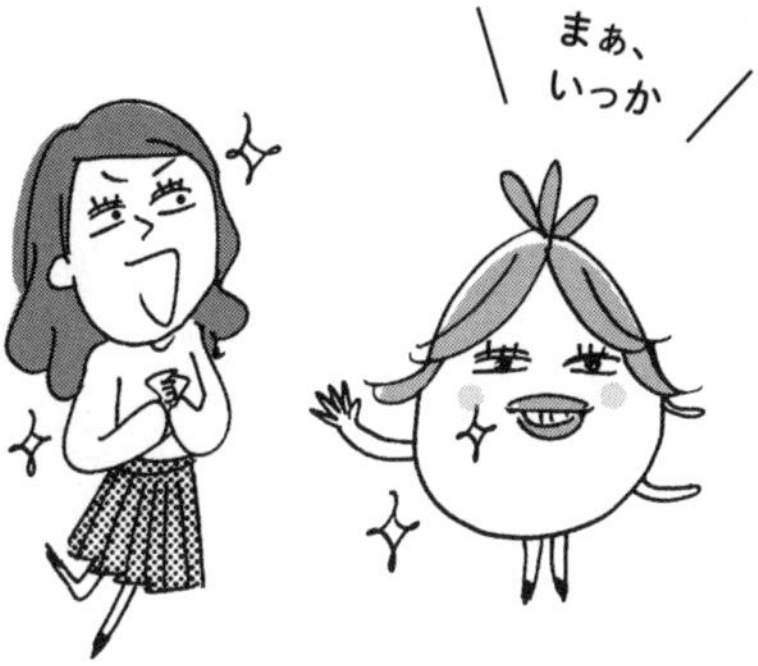

そして
月日は流れて…

エピローグ
そして現れたのは…

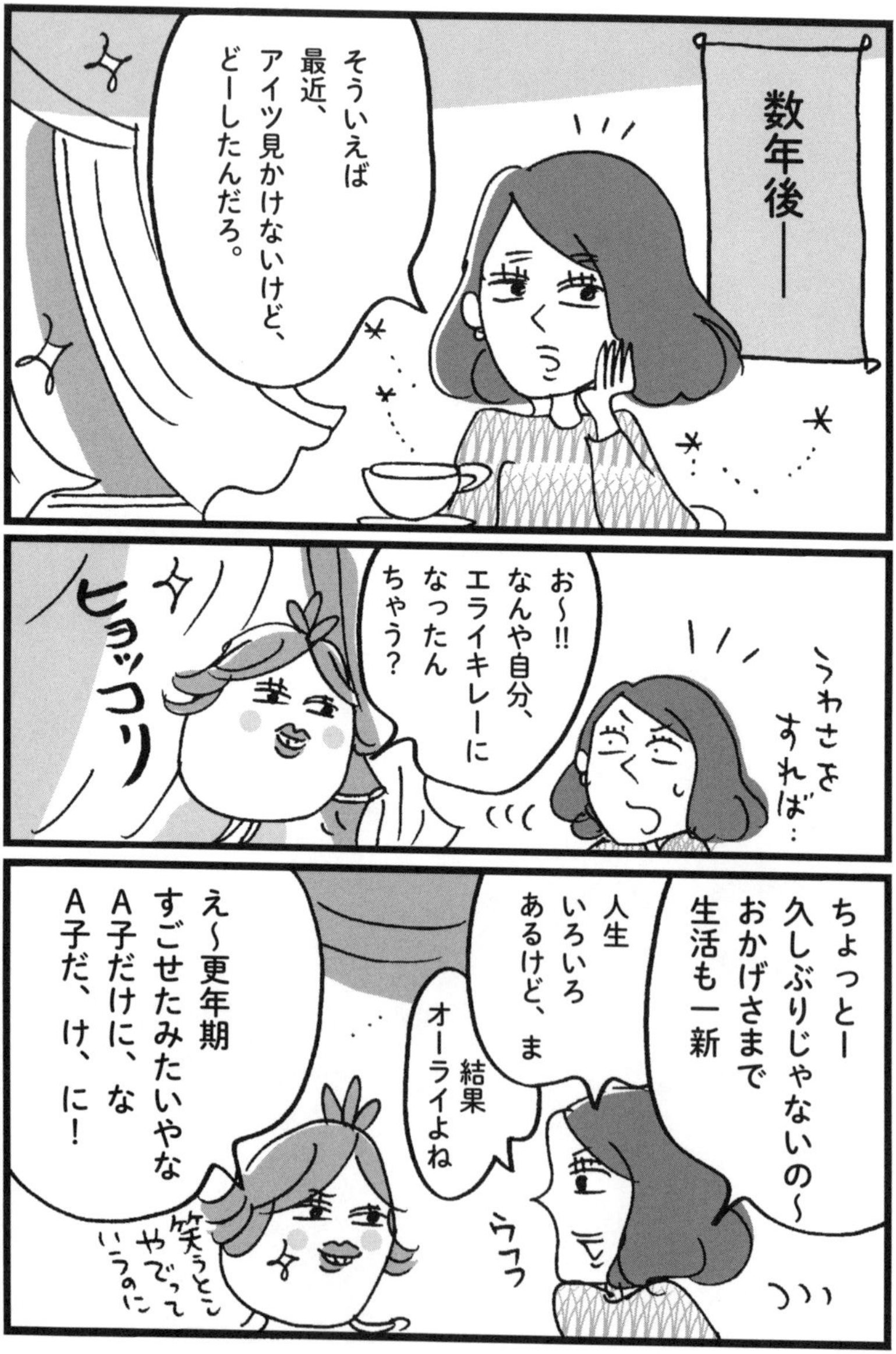
数年後——
そういえば最近、アイツ見かけないけど、どーしたんだろ。
うわささえすれば…
お〜!! なんや自分、エライキレーになったんちゃう?
ヒョッコリ
ちょっとー久しぶりじゃないの〜 おかげさまで生活も一新
人生いろいろあるけど、ま
結果オーライよね
ウフフ
え〜更年期すごせたみたいやなA子だけに、なA子だ、け、に!
笑うとこやでっていうのに

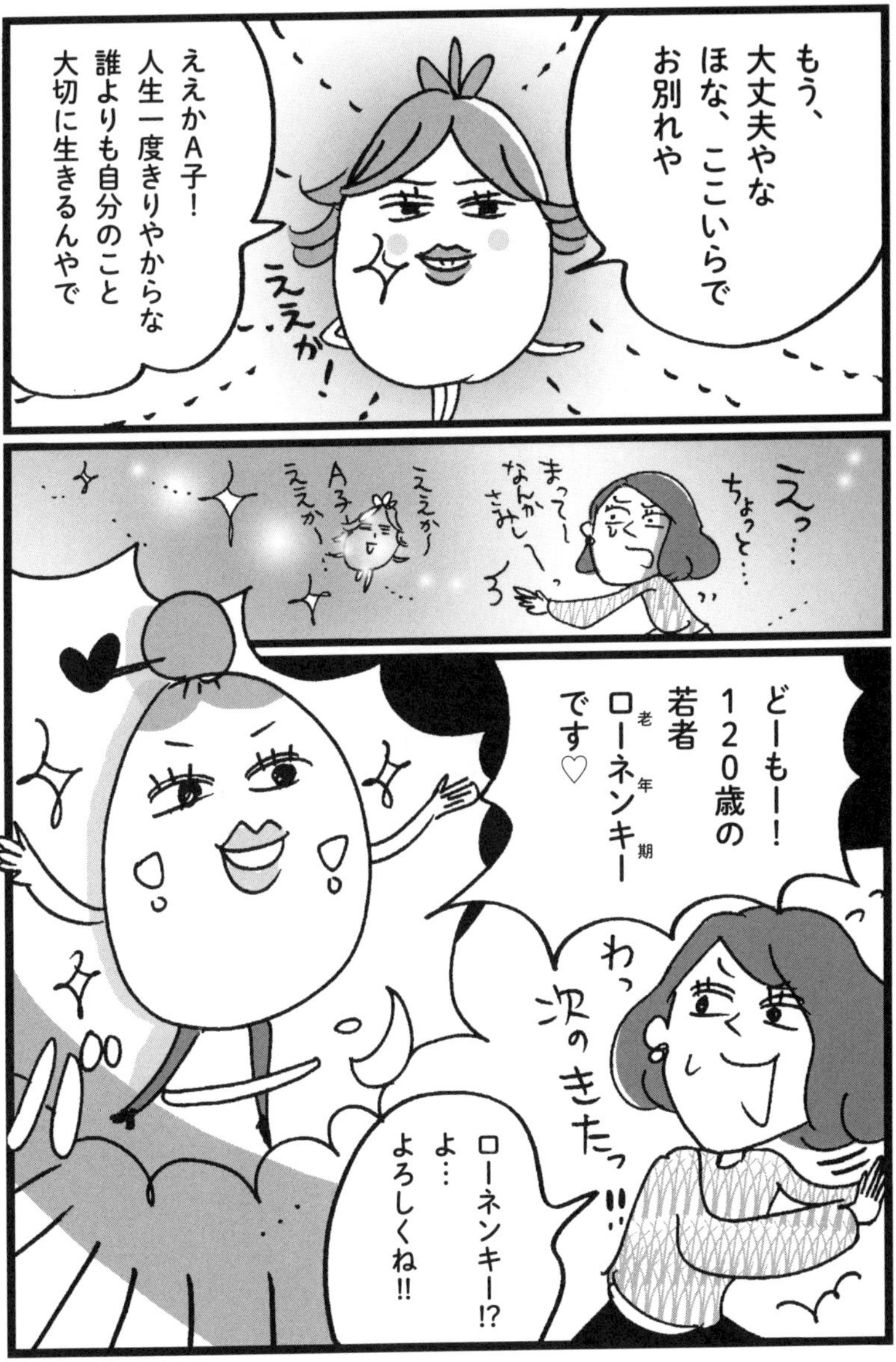
もう、
大丈夫やな
ほな、ここいらで
お別れや
ええか！
ええかA子！
人生一度きりやからな
誰よりも自分のこと
大切に生きるんやで
えっ…
ちょっと…
まって〜
なんかさみし〜っ
ええか〜
A子〜
ええか〜
どーもー！
120歳の
若者
ローネンキー《老年期》
です♡
わっ
次のきたっ!!
ローネンキー!?
よ…
よろしくね!!

あとがき

「閉経、おめでとうございます！」

そう祝えるくらい、更年期が明るく語れれば、もっと堂々と、自分の心や体のことを大切にできるのではないかと思っています。


誰もが出会うコーネンキー。そのクセは十人十色ですが、共通して言えるのは、この時期に心身に向き合うことが、人生後半を楽しむ土台につながるということ。そのヒントやアイデアを、たくさんの人に届けたい！　そんな思いで、更年期サポートの団体「ちぇぶら」を立ち上げました。それからというもの、講演会、演劇、川柳、漫才、YouTube…怒涛の広報活動を繰り広げています。

本書の企画が通り、本になる！　漫画になる！　そう連絡をいただいたときは本当に嬉しく、共に活動する仲間にすぐさま報告し、家族の前では小躍りしていました。わたしの頭の中は、いかに更年期をわかりやすく楽しく伝えられるかでいっぱいのようです。
人生は一度きりです。心と体を整える方法を身につけたら、自分が幸せになれること、楽しめることに力を注いでいきましょう！　20年後、30年後も、あなたらしい充実した日々を過ごしていけますように。わたしも、みなさんと一緒に前向きに、チェンジ・オブ・ライフを楽しみます！

最後に、手島編集長はじめ本書を形にしてくれたみなさま、いつも支えてくれる「ちぇぶら」の仲間たち、家族、応援してくださっているみなさま、そして、私がここまで更年期と向き合う機会をくれた母に心から感謝しています。ありがとうございます。

一人でも多くの方が、素敵なチェンジ・オブ・ライフ（更年期）を送り、もっともっと人生が豊かになりますように！

永田京子

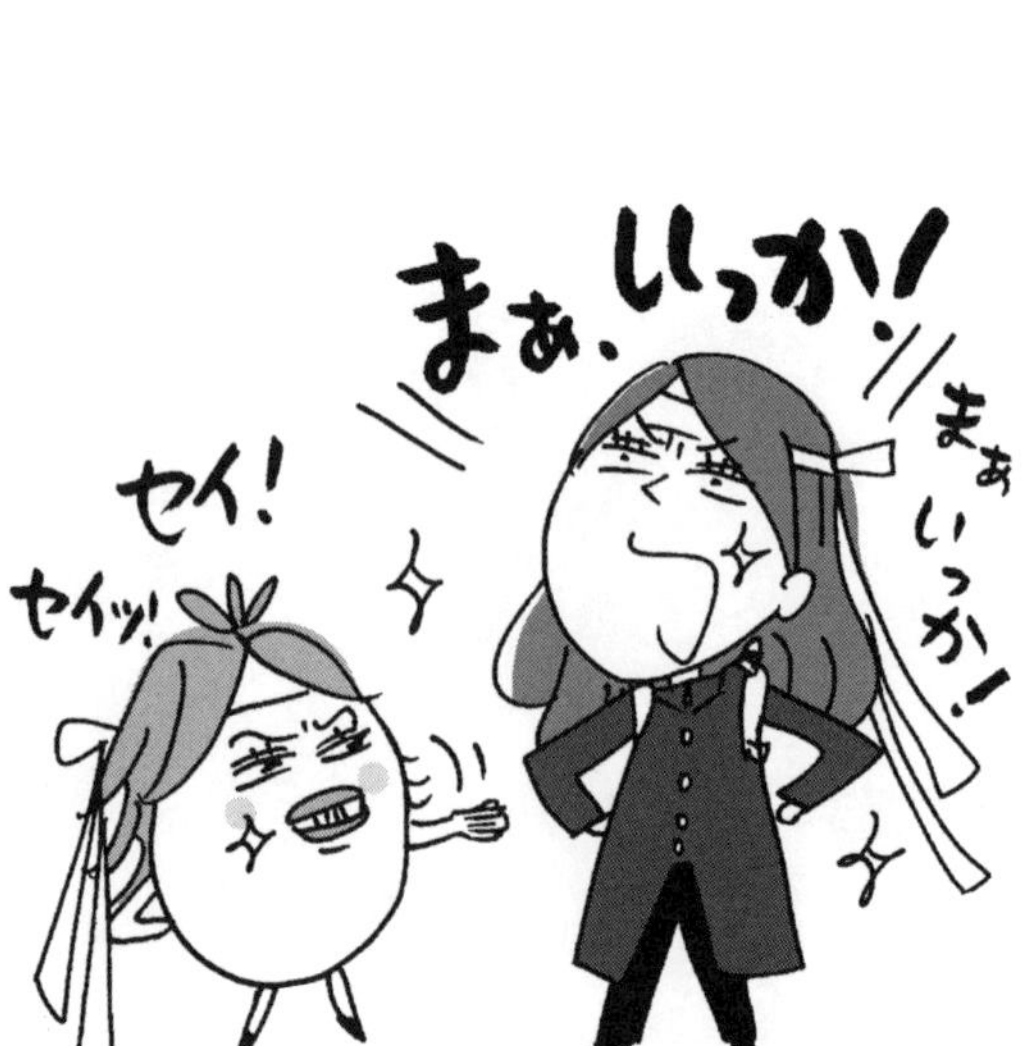
まぁ、いっか!
まぁいっか!
セイ!
セイッ!

著者紹介

永田京子　更年期を迎える女性の健康サポートを目的とした、NPO法人ちぇぶら代表理事。

1000名を超える女性たちや医師の調査協力を経て“更年期対策メソッド”を研究・開発・普及している。企業や官公庁、医療機関など、日本のみならず、海外などでも講演を行っている。

著書に『女40代の体にミラクルが起こる！ちぇぶら体操』（三笠書房）。

本書は、ネガティブなイメージの更年期を明るく乗り越えるための心と体のケアや習慣をマンガを交えて楽しくわかりやすく解説。知っておくだけでラクになることうけあい！の一冊です。

HP https://www.chebura.com/

はじめまして更年期《コーネンキー》♥

2020年7月25日　第1刷

著　　者　永《なが》田《た》京《きょう》子《こ》
発 行 者　小澤源太郎

責任編集　株式会社 プライム涌光
電話　編集部　03(3203)2850

発 行 所　株式会社 青春出版社
東京都新宿区若松町12番1号 〒162-0056
振替番号　00190-7-98602
電話　営業部　03(3207)1916

印　刷　共同印刷　　製　本　大口製本

万一、落丁、乱丁がありました節は、お取りかえします。

ISBN978-4-413-23164-0 C0030